Carlos Kadosh e Celine Kirei

# Performance Sexual
## O Poder do Sexo

**Como Fazer Amor e Surpreender**
Para Homens, Mulheres e Casais

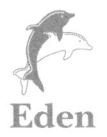

Eden

© Copyright ©2017 – By Carlos Kadosh & Celine Kirei
Edição, 2017
Todos os direitos deste livro reservados à Editora Eden.
Site dos autores:
www.deusadoamor.com.br
www.performancesexual.com.br

Revisão
Marielle Barros de Moraes

Diagramação
Edwaldo Vieira

Capa
Marco Mancen

Proibida a reprodução total ou parcial desta obra, de qualquer forma ou por meio eletrônico, digitais ou xerográficos sem a permissão expressa dos editores, sob a penalidade da Lei nº 9.610, de 19.2.98.

Dados Internacionais de Catalogação na Publicação (CIP)

> K11p
> Kadosh, Carlos.
> Performance Sexual – O Poder do Sexo – Surpreenda ao Fazer Amor: Para Homens, Mulheres e Casais / Carlos Kadosh, Celine Kirei ; Colaborador especial Celso Marzano. – Curitiba : Eden, 2016.
> Xp. : il., color.
> ISBN 978-85-98691-26-8
> Inclui Bibliografia
>
> 1. Sexo. 2. Performance Sexual. 3. Prazer 4. Saúde Sexual. 5. Kama Sutra. 6. Saúde Sexual. 7. Saúde Sexual Homem. 8. Saúde Sexual Mulher. I. Carlos Kadosh. II. Celine Kirei. III. Celso Marzano. IV. Título.
>
> 306.7

(Elaborada pela Bibliotecária Marielle Barros de Moraes- CRB-3/1064).

# Performance Sexual
## O Poder do Sexo

**Como Fazer Amor e Surpreender**
Para Homens, Mulheres e Casais

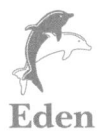

Eden

# Performance Sexual

- Este livro reúne um conteúdo riquíssimo de conhecimentos milenares e novas performances inéditas para que você desenvolva o sexo mais quente e intenso de sua vida.

- Aqueça sua vida sexual com novidades e ative ao máximo sua criatividade e sofisticação na performance sexual. Saiba como surpreender e dar mais prazer ao amado.

- Conheça as melhores técnicas naturais para aumentar a potência masculina e o tempo de ereção, prevenindo a ejaculação precoce e fortalecendo a musculatura ligada ao mecanismo de ereção. Deixe sua parceira mais envolvida e apaixonada!

- Como usar e converter a energia e o prazer sexual em mais amor e felicidade. Saiba como a melhor qualidade na vida sexual e seu potencial energético pode influenciar seu desempenho profissional, trazendo mais motivação e "garra" para o casal prosperar cada vez mais!

- A importância da relação do sexo com a saúde. Rejuvenescimento sexual com métodos naturais que melhoram o equilíbrio hormonal para obter mais saúde, beleza e aumento da libido.

- Para que o ato de fazer amor seja, realmente, uma "arte" é importante que cada um dos parceiros esteja empenhado em dar o máximo de prazer um ao outro e fazer de cada ato sexual uma obra-prima rara, criativa e única.

- Aprimorar a arte de fazer amor com novidades melhora o relacionamento dos casais que começam a perceber que, quando o sexo se torna mais criativo e prazeroso, é bem mais fácil afastar a monotonia e apimentar o namoro ou casamento.

# Agradecimentos

Primeiramente e Sempre a Deus, nosso Criador!

Aos meus alunos e leitores, que me incentivam neste trabalho que realizo com muito amor, empenho e dedicação.

Aos meus antepassados, por me darem a existência, de modo a servir e compartilhar com a humanidade meus conhecimentos, estudos e pesquisas.

Aos meus professores, incentivadores e, em especial, Celine Kirei e Celso Marzano.

E, também, aos que já se foram e que deixaram saudades, porém, deixaram um grande legado de ensinamentos e experiências...

Agradeceremos aos comentários e sugestões. Também estamos receptivos para esclarecer eventuais dúvidas referentes aos conteúdos das nossas publicações!

# Sumário

**Apresentação** .................................................................................... 15
**Introdução** ........................................................................................ 17

## PARTE I
A Conquista da Felicidade Sexual ..................................................... 19
O Amor e o Sexo Melhoram a Saúde ................................................ 20
    Benefícios da Performance Sexual ............................................... 21
Sexo é Cultura! ................................................................................... 21

## PARTE II
Atividades Físicas e a Performance Sexual ...................................... 25
Como se Preparar para a Performance Sexual ................................ 27
    Dançar Antes de Fazer Amor ........................................................ 27
    Fortaleça os Músculos que Ativam a Excitação .......................... 27
    Surpreenda na sua Próxima Transa com um Melhor Desempenho .... 28
    Potencialize o seu Orgasmo Mantendo sua Coluna Saudável ..... 29
    Aumente seu Prazer Estimulando a Circulação Sanguínea ........ 29
    Durma bem e Melhore sua Performance Sexual .......................... 30
Hábitos do dia a dia que Auxiliam aos Grandes Amantes .............. 31
    Alimentação e o Erotismo ............................................................. 31

## PARTE III
Preliminares ........................................................................................ 35
    Prepare-se para Fazer Amor ......................................................... 35
    Preliminares com Toques e Beijos são Essenciais na Arte Erótica .... 36
        Preliminares Sofisticadas ....................................................... 36
        Preliminares e Liberação de Hormônios ............................. 38
        Preliminares e Orgasmo ........................................................ 39
    Toques Eróticos e Criatividade ..................................................... 39
        Toques Íntimos com as Mãos ............................................... 39
        Estimule Potentes Áreas Erógenas ...................................... 40
    Criatividade na Estimulação do Clitóris e Ponto "G" ................ 41
Beijos Eróticos .................................................................................... 44
Sexo Oral nas Preliminares ............................................................... 45
    Torne-se "Sexpert" em Sexo Oral ................................................. 46
        Treine sua Boca e Língua e Enlouqueça seu Parceiro ....... 46
        Massagem com os Lábios e a Língua .................................. 47
    Novas Ideias para suas Preliminares ............................................ 48
        Sexo Oral com o Uso de Acessórios .................................... 48
    Por quê o Sexo Oral Pode Ser Bom para a Saúde? ..................... 49

## PARTE IV

Seleção das Melhores Performances do Mundo ..................... 51
    Sugestão para Decorar o Espaço para Fazer Amor ..................... 51
    Performance Tântrica: O Caminho do Êxtase ..................... 52
    Benefícios da Performance Tântrica ..................... 54
    Massagem Tântrica ..................... 56
    A Essência de um Grande Amante ..................... 57
    Performance Taoísta: Revitalize seu Corpo com a Energia Sexual ..................... 58
    Performance do Carezza: Uma Técnica para Prolongar o Prazer ..................... 63
    Performance Sincronizada: o Domínio dos Grandes Amantes ..................... 64
    Performance com Pompoarismo: Adquira Mais Criatividade para Fazer Amor ... 65
    Performances Inéditas e Segredos Sexuais ..................... 68
        Como Aumentar o Poder Psicofísico através do Sexo ..................... 68
    Performances Criativas com Novas Experiências Sensoriais ..................... 69
        Incorporando os Elementos da Natureza: Ar, Fogo, Água e Terra ..................... 69
    O Sexo e os Movimentos de Animais ..................... 75
        Performance com os Movimentos da Serpente ..................... 75
        Performance ao Estilo dos Felinos ..................... 77
    Performances do Kama Shastra ..................... 83
        Os Antigos Manuais ..................... 84
Como Realizar as mais Famosas Posições Sexuais e Com Criatividade ..................... 90
    A Posição Yab-Yum ..................... 91
    Posição Mulher de Indra ..................... 93
    Posição Primitiva ..................... 94
    Posição Tradicional ..................... 96
    Posições do Tao ..................... 97
        Gaivotas ao Vento ..................... 97
        Borboletas Voando ..................... 98
        Tigre Branco ..................... 98
    Posições do Jardim das Delícias ..................... 98
        Apoio Firme e Mulher por Cima ..................... 98
        Penetração Profunda ..................... 99
Aula Prática de Kama Sutra
    Com os professores C. Kadosh e C. Kirei em sequência de fotos didáticas ...... 100

## PARTE V

High Performance Para Homens ..................... 115
    Método Kadosh ..................... 115
        Preceitos Eficazes para a Performance e Longevidade Sexual ..................... 115
    Segredos de Ouro para a Performance Sexual Masculina ..................... 117
        Meditação e Concentração ..................... 117
        Prolongue o Tempo de Ereção ..................... 118
        Melhore sua Potência Estimulando a sua Parceira ..................... 119
        Ative a Circulação Sanguínea dos Genitais ..................... 119

    Pompoarismo Masculino .................................................................... 120
    Técnica para Aumentar a Virilidade ................................................ 121
    Um Segredo Íntimo para Obter mais Rigidez do Pênis ..................121
    Performance Masculina que Enlouquece sua Mulher na Cama ....... 122

## PARTE VI

Performance e Segredos Femininos ........................................................125
    Pense mais em Sexo, Fantasie e Fique mais Sexy ........................... 125
    Aumente seu Prazer Sensorial e Desejo Sexual .............................. 125
    Treine para ter Mais Prazer e Surpreenda seu Amado .................... 126
    Dance e Seduza seu Parceiro ............................................................128
    Uma Performance mais Quente e Criativa ......................................129
Como Ficar Mais Sexy e Poderosa ....................................................... 130
        Autoestima ...................................................................................130
        Estar Preparada para o Sexo ..................................................... 131
        Mais Saúde para Ter Mais Tesão ............................................... 131
        Criatividade e Diferencial no Ato Sexual ................................. 131
        Saber Fantasiar .......................................................................... 132
        Como Ser Mais Ousada na Cama .............................................. 132
        Como Apimentar e Livrar-se do Sexo Previsível ..................... 132
        Diferencie a Performance Aprendendo Novos Segredos Sexuais ........... 133
Como Enlouquecer um Homem na Cama ............................................. 133
15 Sugestões para Apimentar a Performance Sexual ...........................136
        Aqueça o Sexo com Algemas e Chicotes ................................. 136
        Utilize Vendas ............................................................................136
        Velas Sensuais ........................................................................... 136
        Lingerie Sensual ........................................................................ 136
        Fetiches ...................................................................................... 137
        Culinária Erótica ........................................................................137
        Fantasias Criativas ..................................................................... 137
        Dê um Upgrade ..........................................................................138
        Use Mais Tons de Sedução ....................................................... 138
        Maravilhosas Transas Aquáticas ...............................................138
        Mais Fogo e Paixão ................................................................... 139
        Arrase com seu Sexo Oral ......................................................... 139
        Crie um Cenário Erótico ............................................................139
        Turbine o Sexo com Acessórios ............................................... 140
        Mais que Sexo: Faça Arte Erótica! ........................................... 140
Segredos das Grandes Amantes ............................................................. 140

## PARTE VII

Orgasmo: A Celebração da Performance Sexual ................................. 143
    Potencializando o Êxtase ..................................................................143
    Orgasmos e suas Variações ..............................................................144

Ejaculação e Orgasmo .................................................................. 145
Respiração para Melhorar a Potência Orgástica ........................... 146
Orgasmo Feminino e Masculino: Perguntas e Respostas ................ 150

## PARTE VIII
Segredos Sexuais dos Grandes Amantes ............................................. 157
Penetrações e Movimentos Voluptuosos ....................................... 157
As Penetrações e Estocadas que Levam o Casal ao Êxtase ............ 158
Como Movimentar o Pênis de Maneira Criativa e Intensificar o Prazer da Parceira ....................................................................... 159
Segredos de Um Casal Sensual ........................................................... 160
Uma Experiência de um Casal de Alunos .................................... 163

## PARTE IX
O Poder do Sexo ................................................................................. 165
As Emoções e o Sexo ................................................................... 165
Como Transmutar a Energia Sexual em Poder Mental ................. 168
A Relação entre o Sexo, Poder Mental e o Sucesso ........................... 170
Trabalhe com Tesão e Obtenha mais Êxito ................................ 170
Pensamentos Positivos no Ato Sexual ......................................... 171
Aumente seu Poder de Sedução e Magnetismo Pessoal Usando a Energia da Libido ................................................................. 172
Aumente seu Poder de Sedução .................................................. 173
O Universo Sexual .............................................................................. 174

## PARTE X
A Sabedoria Oriental para a Saúde e Longevidade Sexual ................. 175
Ensinamentos Sexuais da China, Índia e Japão .......................... 176
Aumente a Energia Vital Através do Sexo .................................. 178
A Importância de Dar e Receber Prazer ...................................... 179
Técnicas Orientais para Ativar e Manter a Libido ............................ 180
Dinâmica de meditação para aumentar a energia ....................... 180

## PARTE XI
Sexo: Eterno Aprendizado – Dr. Celso Marzano ............................... 183
Como melhorar a Performance Sexual para um Relacionamento mais Feliz ...... 183
Sexo com Amor e Ousadia ................................................................. 186
Sexo é Bom para a Saúde! .................................................................. 187
Sexualidade é Qualidade de Vida ....................................................... 188
A Prevenção é o Caminho para a Saúde Sexual ................................. 190
A Próstata e a Sexualidade Masculina ......................................... 190
Os Hábitos e Comportamentos que Devemos Evitar para Garantir uma Sexualidade com Saúde .................................................. 192
Saúde e Prevenção: Sua Maior Riqueza ...................................... 195

Prevenir e Tratar os Problemas de Saúde Podem Melhorar
sua Performance Sexual .................................................................. 195
Seja Saudável! Economize uma Fortuna e Tenha uma Excelente Vida Sexual ........ 199
Revitalize sua Sexualidade e Melhore sua Aparência Física ........................ 200
   Homem: Melhore seus Níveis Hormonais ..................................... 201
   Mulher: Melhore seus Níveis Hormonais ..................................... 202
   Sua Saúde e a sua Vida Sexual: Seu Maior Tesouro! ........................ 202

## PARTE XII
Atividades Físicas e Exercícios para Melhorar a Performance Sexual ............. 205
   Ginástica Pélvica .......................................................... 205
      Exercite a "Power House" para Fortalecer os Músculos dos Genitais ........... 205
Dinâmicas Tântricas ........................................................... 207
   Desenvolva a Consciência Corporal para entrar no Caminho do Êxtase ........ 207
   Dança Tântrica ............................................................. 208
   Pompoarismo na Dança ....................................................... 209
Yoga para a Saúde e Sexualidade ............................................... 210
   Um Exercício para Potencializar o Orgasmo .................................. 211
   Ginástica Sexual Natural ................................................... 212
      Fortaleça os Músculos que usamos para Fazer Amor ......................... 212
Tai Chi Chuan ................................................................. 214
   Exercícios que Melhoram a Força e Flexibilidade no Sexo .................... 214
Lutas Marciais ................................................................ 215
   A Prática do MuayThay e o Desempenho Sexual ............................... 215
Atitude dos Homens e Mulheres que Desenvolvem Melhor Performance Sexual ... 217

## Apêndice
20 Benefícios do Sexo – Dr. Fábio Cardoso ..................................... 219
Acessórios Eróticos ........................................................... 225
Como Turbinar sua Performance com os Sexy Toys ................................ 225
Acessórios para dar aquele clima .............................................. 230
   Fetiches para strip-tease .................................................. 232
   Divirta-se com os sex toys ................................................. 234
   Cosméticos eróticos para seduzir ........................................... 236

## Bibliografia ................................................................ 239

# Apresentação

Nosso maior objetivo com este livro: Performance Sexual – O Poder do Sexo – É melhorar a saúde e a qualidade de vida para que as pessoas possam desfrutar de uma vida sexual mais criativa e feliz. São conhecimentos milenares, facilitados para casais modernos, com técnicas inéditas, que desenvolvemos com a nossa experiência de muitos anos como escritores e professores na área de sexualidade e arte erótica.

Selecionamos as práticas mais eficazes para diferenciar e promover um "Upgrade" na sua performance sexual que poderão ser muito valiosos para conquistar e surpreender seu parceiro.

O poder do sexo pode gerar energia e melhorar o condicionamento físico, aspectos psicológicos e emocionais, proporcionando benefícios que influenciam positivamente as esferas profissional e familiar.

Sou orientador na área de saúde sexual e ministro o workshop Performance Sexual para o público masculino. Procuro sempre estar atualizado com as descobertas atuais que beneficiam a vida amorosa e sexual dos casais. O que nos motiva a continuar nossos esforços é a satisfação e a experiência gratificante, especialmente, quando nossos alunos e leitores nos trazem os depoimentos e relatos sobre os resultados em sua qualidade de vida e sexualidade. Sou grato a todos.

Queremos compartilhar nossa experiência de muitos anos como professores com nossos amigos, alunos e com você, prezado leitor. Vamos compartilhar novidades para apimentar seu relacionamento e aumentar a saúde sexual.

Há um tesouro precioso de conhecimentos inspirados na sabedoria de grandes mestres e mestras da Antiguidade na arte de amar, aos quais admiramos, respeitamos e somos gratos de todo coração por seu legado valioso. Também admiramos profundamente o trabalho de pesquisadores/cientistas de hoje na área de saúde sexual como médicos, sexólogos, farmacêuticos e muitos outros profissionais da área de saúde e sexualidade, aos quais agradecemos os seus esforços, dedicação e amor que colaboram com a saúde e a felicidade das pessoas.

> *Para que os conhecimentos deste livro realmente beneficiem as pessoas que os praticam, prevenindo problemas e melhorando a vida sexual, salientamos que é necessário dar importância a todos os fatores que melhoram a saúde como: alimentação equilibrada, atividades físicas e o sexo seguro com o uso de preservativos.*

É aconselhável também evitar o fumo, drogas e o excesso de bebidas alcoólicas. Por outro lado, devemos lembrar sempre que tudo o que fazemos por nossa saúde também reflete, diretamente, na vida sexual.

As pessoas que têm problemas ou enfermidades na área da sexualidade devem consultar seus médicos especialistas.

Todas as pessoas maiores de idade podem beneficiar-se das sugestões e técnicas deste livro nos seus relacionamentos, independente da religião ou da sua orientação sexual (homo ou heterossexual).

Desejamos de todo nosso coração que você, leitor, de maneira simples, prática e facilitada eleve ao máximo o prazer na performance sexual e surpreenda cada vez mais seu parceiro. A todos: amor, felicidade e uma vida sexual maravilhosa.

# Introdução

Sexo, com amor e equilíbrio, conduz a uma vida com propósitos mais elevados visando sempre a mais importante e relevante das condutas: "A LEI DO AMOR".

Ampliar o conceito em relação ao sexo praticado com amor e saúde nos levará a uma nova fase em que estaremos mais motivados para cuidar melhor de nós mesmos, de nossos relacionamentos e do nosso lindo "planeta azul"que nos abriga com tanta generosidade. Desejamos um planeta mais saudável, com pessoas mais conscientes e amorosas, com autoestima e ideias elevadas que poderão influenciar, beneficamente, o ambiente em que vivemos.

> *A vida sexual é um dos fatores mais importantes para a felicidade, além de ser o alicerce para a expansão da plenitude e realização humana.*

Somos mais felizes quando vivenciamos a sexualidade com amor e respeito ao outro. O prazer do sexo é paras er desfrutado de uma maneira positiva, lembrando que tudo o que acontece entre o casal deve estar de acordo com a vontade e o desejo dos dois.

Muitos de nós pensamos que já se nasce com um tipo de talento para ser um grande amante, ou como dizem, uma "pessoa maravilhosa na cama"; outros, acham que está relacionada à beleza física ou à juventude. Mas, na verdade, a sabedoria milenar da arte de fazer amor nos ensina que o melhor "amante" é a pessoa que sempre quer aprender mais... Portanto, as novidades devem estar sempre presentes para uma vida sexual mais fogosa, criativa e lúdica. Incorporar antigos e novos conhecimentos para aprimorar e treinar a arte erótica poderá tornar mais criativa e quente a vida sexual.

Importante também é incorporar "improvisos" com toques pessoais exclusivos de acordo com nossos desejos mais íntimos e assim faremos do sexo uma verdadeira "arte de fazer amor". Lembrando que podemos fazer algo único e diferenciado em cada ato sexual e neste momento poderemos ir além do previsível ampliando nossos limites.

Sempre com intensidade e infinita criatividade que poderá não ter "lógica", mas que, certamente, serão nossas melhores "loucuras de paixão e amor". E esta será a melhor oportunidade de oferecermos nosso "melhor" presente ao ser que amamos e a nós mesmos.

> *As pessoas que se relacionam com os outros com harmonia e respeito, amando também o ambiente em que vivem, são mais felizes e repletas de vitalidade e se tornam mais atraentes e sofisticadas. Isto também está associado à sexualidade saudável, com amor e equilíbrio, longe da vulgaridade e promiscuidade que afetam a dignidade humana, o que reforça a ideia: "Quem ama cuida..." Cuida de si mesmo e do parceiro, da sua "casa" que, em sentido mais amplo, podemos considerar nosso "habitat", o planeta que nos abriga.*

Mas o melhor é que estas características também podem ser desenvolvidas por todas as pessoas que desejam melhorar seus relacionamentos. Cada um poderá fazer sua parte sendo um exemplo para as pessoas que o cercam e também ensinando, especialmente aos mais jovens que iniciam sua vida adulta, como vivenciar a sexualidade com mais amor, saúde e responsabilidade. Para que isto ocorra é importante ampliar a divulgação destes preciosos conhecimentos que poderão ser compartilhados se transformando em benefícios incalculáveis para milhões de pessoas no mundo.

Agradecemos a Deus, aos nossos Pais, amigos, colaboradores. Expresso também meu grande sentimento de gratidão aos nossos ancestrais, mestres e pesquisadores que nos deixaram legados que são um verdadeiro tesouro.

Obrigada a todos e a você querido leitor. Desejo que a influência positiva da sexualidade aprimorada enriqueça e se multiplique em todas as esferas da sua vida! Dedico também a todos os nossos leitores e alunos: muito amor, felicidades, sucesso e sexo maravilhoso!

Celine Kirei

# Parte I

## A Conquista da Felicidade Sexual

O amor e o afeto se conquistam no dia a dia entre o casal, com constância, cumplicidade e reciprocidade. Mas, para aumentar o prazer sexual e a paixão, podemos aprender técnicas inéditas e jogos eróticos divertidos que vão acrescentar mais emoção e intensidade no relacionamento.

A felicidade sexual depende diretamente dos cuidados com a saúde, atenção especial ao parceiro e, também, saber incorporar novidades para aquecer o sexo. Nos relacionamentos, quanto mais o tempo passa, mais criatividade é necessária para afastar a monotonia da vida sexual. Inovar e surpreender na cama faz parte da conquista da felicidade do casal.

Uma das mais importantes propostas que apresentaremos consiste em saber conduzir e usar com sabedoria a energia sexual a qual todos possuímos, mas que poucos conseguem relacionar e direcionar para a saúde e felicidade. Dissipar esta energia de forma irracional, ou subutilizá-la inconscientemente, é o mesmo que subaproveitar o nosso potencial físico e intelectual deixando assim de aproveitar a mais poderosa e potente força da qual dispomos.

A partir do momento que começarmos a compartilhar e a vincular a força da energia sexual, bem como a possibilidade de converter este potencial para a realização de nossas metas e objetivos, poderemos desfrutar de uma vida mais significativa e repleta de realizações; pois a sexualidade aprimorada, e em constante evolução, nos permite expandir nossa consciência e até mesmo nossa capacidade física e mental.

Assim, a prática sexual saudável é capaz de melhorar a utilização e canalização da energia vital (relacionada à saúde) que poderá atuar em outros aspectos como: Aumentar a qualidade de vida levando a maior motivação e disposição, aumentando a produtividade no trabalho e facilitando, desta maneira, a obtenção de maior sucesso pessoal e profissional. Atualmente, estes fatos estão sendo observados e comprovados por pesquisadores, cientistas e profissionais da área de saúde e neurociência.

O diálogo e a compreensão entre os parceiros é importante para uma relação mais feliz. Lembre sempre que o casal deve entrar de acordo sobre todas as suas práticas na vida sexual e também ter a liberdade de expressar seus desejos e fantasias, respeitando sempre a individualidade e preferências de cada um, para aumentar a confiança e a cumplicidade.

> *Este livro "Performance Sexual" faz uma viagem desde a arte erótica antiga até o sexo nos dias de hoje, mas sempre centrado no essencial: sexo como "expressão do amor", ou seja, buscando nos motivar a sempre nos empenhar em proporcionar o máximo de prazer ao ser que amamos. Esta será, com certeza, a melhor forma de transformar o sexo em fonte de alegria e felicidade.*

# O Amor e o Sexo Melhoram a Saúde

No sexo com amor e paixão os sentimentos e emoções são mais intensos, aumentando assim as sensações e o prazer no ato sexual e ativando a energia vital que circula pelo corpo, a qual possui o potencial de nos revigorar.

Aprender a direcionar e ampliar esta potente energia produzida numa relação sexual saudável e apaixonada, além de ser um caminho para o êxtase sexual, promove mais beleza e uma aparência mais jovem e saudável, devido uma maior profusão de hormônios que entram em circulação na corrente sanguínea.

## Benefícios da Performance Sexual

a) Um dos mais importantes benefícios obtidos no ato sexual é que seus movimentos e posições estimulam a circulação da área pélvica, melhorando os níveis hormonais, mantendo por mais tempo a juventude, além de aumentar o poder imunológico.

b) Um orgasmo potente libera hormônios que aumentam o relaxamento e promovem um sono mais tranquilo e profundo, diminuindo assim os sintomas de stress, ansiedade e cansaço.

c) Estudos comprovam que a prática sexual atua como analgésico natural diminuindo dores de cabeça e do corpo e, em muitos casos, a estimulação vaginal poderá diminuir as cólicas menstruais.

d) A atividade sexual saudável e regular aumenta a imunidade aumentando o nível de IgA- anticorpos que combatem vários tipos de germes e vírus, prevenindo gripes e resfriados. Melhora, também a ação da insulina, auxiliando na prevenção da diabetes.

A performance sexual é uma excelente atividade física que, além de prazerosa, fortalece os músculos de todo o corpo, aumenta a flexibilidade e auxilia a queimar calorias.

## Sexo é Cultura!

Aprender e nos aprofundar cada vez mais sobre arte erótica poderá ampliar a visão de que, além de prazer, o sexo também é cultura, entretenimento e divertimento acessível à maior parte da população adulta.

A vasta história do sexo se mistura com o desenvolvimento cultural e social de diversos povos. O conhecimento da "arte erótica" pode ser considerado um dos mais belos e ricos patrimônios culturais da humanidade, desde os tempos dos antigos manuais como a "Kama Sutra", o "Jardim das Delícias" e o "Tao", os quais até hoje nos encantam com sua sofisticação e requintes.

Também devemos reconhecer e sermos gratos ao legado de pesquisadores como o Dr. William Masters e Virginia Johnson, escritores e mestres como Nik Douglas e Andre Lisbeth, além de muitos outros importantes cientistas da atualidade na área da sexualidade. Com certeza, a sexualidade humana pode ser estudada e aprimorada e, especialmente, apreciada e valorizada. Desta forma, ampliaremos cada vez mais nossa percepção e criatividade na performance sexual.

Constatamos através de nossa experiência de mais de 17 anos como professores, que as pessoas que mais encantam e satisfazem seus parceiros(as) na cama são as que buscam incessantemente mais conhecimentos e diferenciais para inovar a relação. Previsibilidade e ausência de criatividade são o que devemos evitar para sermos mais felizes na nossa vida sexual.

*Estarmos motivados na busca constante por conhecimento na área da sexualidade poderá proporcionar maior facilidade e diversidade no momento de surpreender e conquistar a pessoa amada.*

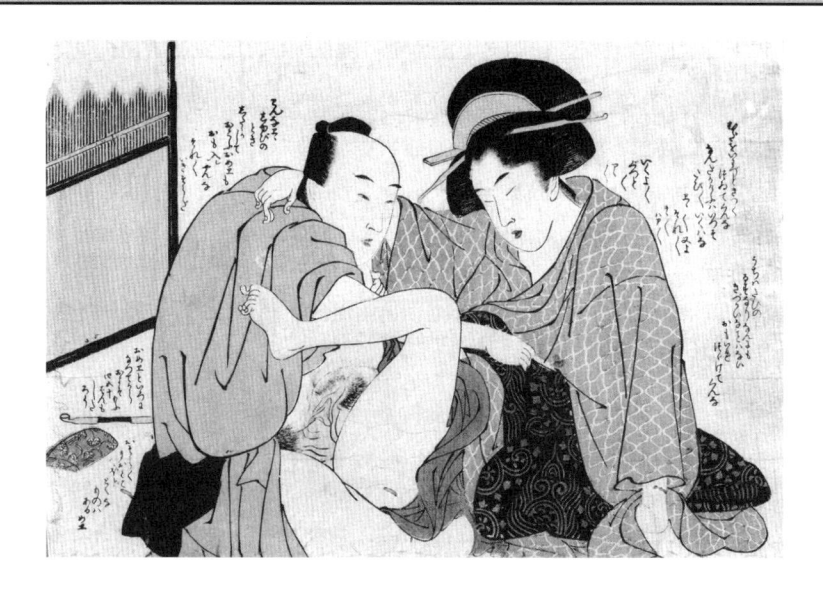

Muitas pessoas procuram aumentar seus conhecimentos somente em relação a sua vida profissional fazendo cursos de especialização, pós-graduação e doutorados; isto é muito importante, mas lembre-se de que a arte de fazer amor também pode ser desenvolvida com resultados extraordinários por todos aqueles que desejam obter mais conhecimento, emoção e prazer! Convidamos você também a ler nossos outros livros e a participar de nossos workshops e, assim, juntos, poderemos aprender e nos apaixonar cada vez mais sobre os mistérios e encantos da arte erótica.

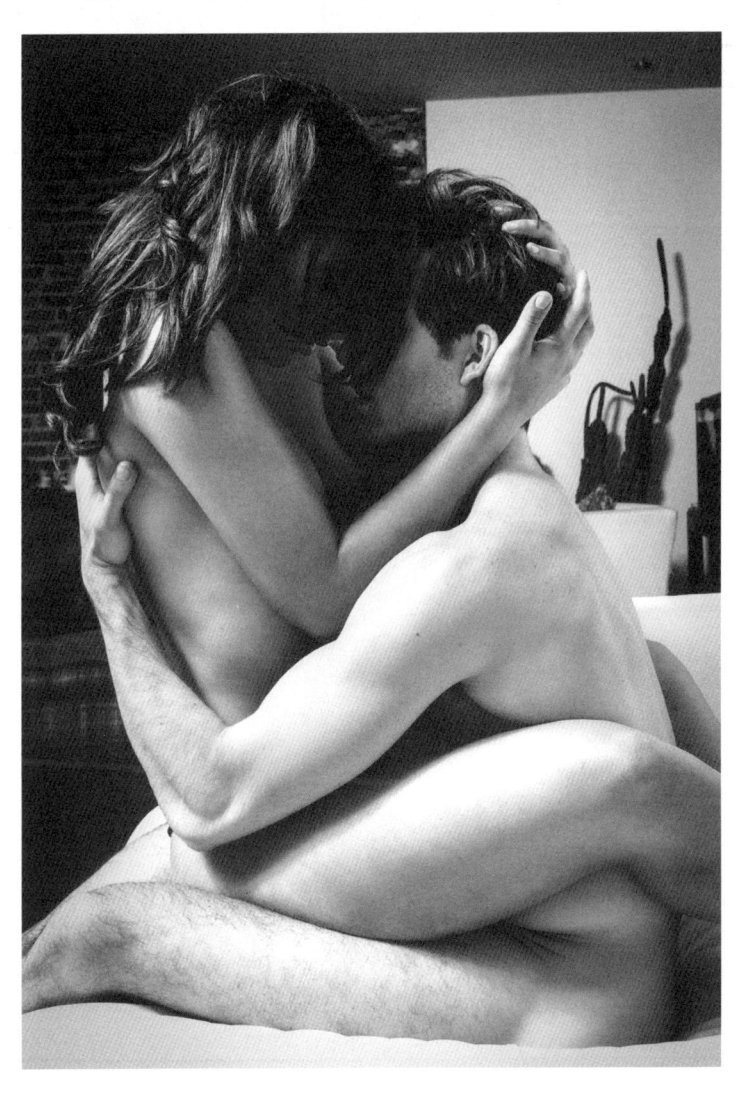

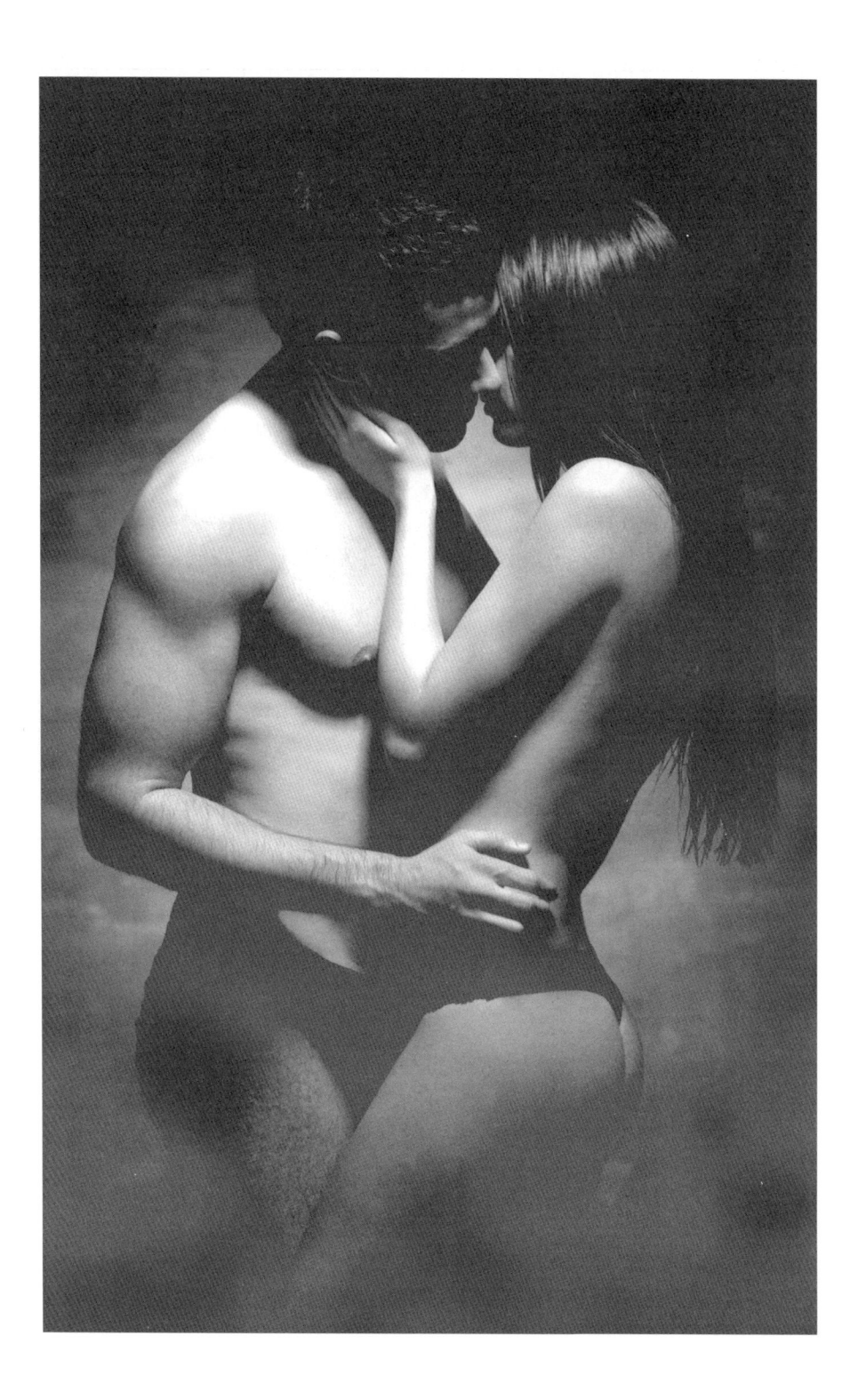

# PARTE II

## Atividades Físicas e a Performance Sexual

Algumas atividades são excelentes para a saúde, como também para poder desenvolver ainda mais seu potencial como um grande amante. Escolha uma atividade que você goste e que trabalhe especialmente a região pélvica, coxas e pernas para ter mais flexibilidade e facilitar os movimentos e posições sexuais.

Para os homens: as danças em geral, yoga, tai chi chuan, pilates, lutas marciais, academia, entre outras. Enquanto para as mulheres: ginástica com alongamento, yoga, ballet clássico, dança do ventre, samba, etc.

### *Algumas Atividades que Melhoram a Performance Sexual*

**Academia** – Frequentar academia com regularidade faz maravilhas para o condicionamento físico, influenciando diretamente no desempenho sexual, entre muitos outros benefícios.

**Danças** – Dançar melhora a flexibilidade e a disposição para o sexo. Atuam, especialmente, na movimentação da pélvis e das pernas. Aumentam a libido por ativar hormônios e neurotransmissores.

**Dança de Salão** – Além de excelente atividade física, é muito bom para o entrosamento do casal e habilidade nos movimentos eróticos no ato sexual.

**Ballet Clássico** – O alongamento e a força muscular produzida pela prática regular do ballet proporcionam leveza, elegância e facilidade nos movimentos e posições na hora do sexo.

**Dança do Ventre** – Esta dança melhora o equilíbrio hormonal por estimular a circulação da pélvis. Diferencia os movimentos no ato sexual que se tornam mais voluptuosos e criativos.

**Danças Latinas, forró e samba** – São excelentes para facilitar os movimentos dos quadris e surpreender o parceiro com novidades nos movimentos e ritmos mais intensos.

**Yoga** – Aumenta a concentração e diminui a ansiedade colaborando para um maior tempo na relação, além de facilitaras variações e a criatividade nas posições sexuais.

**Tai Chi Chuan** – Esta prática aumenta e equilibraa energia vital e proporciona mais flexibilidade e conhecimento da dinâmica na realização dos movimentos na performance sexual.

**Pilates** – Esta atividade possibilita trabalhar, isoladamente, os músculos de todo o corpo e, também, da região pélvica, beneficiando a saúde sexual.

**Lutas Marciais** – Os praticantes aumentam a concentração e disciplina. Obtém mais força e flexibilidade com os exercícios envolvendo as pernas, braços e a pélvis e, desta maneira, adquirem mais condicionamento para a performance sexual.

Para revitalizar o organismo e aumentar o desejo sexual podemos usar exercícios de meditação e dinâmicas que energizam os órgãos vitais e melhoram nosso condicionamento e flexibilidade para a performance sexual. É importante que os exercícios sejam realizados preferencialmente de maneira preventiva. Se você está sedentário, lembre-se que este estado poderá também prejudicar sua vida sexual. Portanto, ame-se e inicie uma atividade física de sua preferência. No final deste livro colocamos algumas atividades e exercícios para você praticar.

*Procure seu médico especialista e faça seus exames por ele recomendados antes de iniciar suas atividades físicas. Incentive seu parceiro. A saúde deve ser prioridade para todos!*

# Como se Preparar para a Performance Sexual

## Dançar Antes de Fazer Amor

*Prepare-se para fazer amor: Libere sua pélvis para criar movimentos mais prazerosos.*

Uma ótima ideia antes de fazer amor é preparar-se antes do encontro dançando por alguns minutos para estimular a circulação da região pélvica. Dê preferência a ritmos alegres e descontraídos como samba, forró, latinas, etc. Uma boa sugestão é dançar com seu parceiro. A dança, além de ser uma atividade agradável, pode ser muito útil para fazer um "aquecimento" e melhorar a flexibilidade de todo o corpo e, em especial, das pernas, coxas e pélvis, o que colabora na performance sexual.

No caso da mulher, fazer um strip-tease antes do sexo poderá deixá-la mais excitada e lubrificada para o ato. Pois sentir-se sexy e desejada pode ser muito excitante para uma mulher; além disso, esta experiência ativa as fantasias femininas e pode deixar a performance mais quente e inesquecível para o homem. As fantasias sensuais como o strip-tease e muitas outras estão sendo cada vez mais usadas para apimentar as preliminares de casais apaixonados.

## Fortaleça os Músculos que Ativam a Excitação

Para melhorar e tonificar os genitais procure no seu dia a dia ter o hábito regular de praticar exercícios de pompoarismo. Comece com os exercícios de "Kegel": Pressione com concentração e vigor os músculos da região do períneo para estimular os genitais d e 6a 8 vezes ao dia por aproximadamente 3 a 5 minutos. Podem ser praticados por homens e mulheres. Estes exercícios poderão ser potencializados se acoplados com respiração lenta e profunda. Você pode fazer as contrações durante a aula de ginástica ou dança.

As contrações dos músculos da vagina e também da musculatura ligada à ereção no caso dos homens têm grande importância devido ao fortalecimento dos músculos da região genital, além de estimular a circulação sanguínea. A prática regular dos exercícios colabora com a revitalização dos órgãos genitais e melhora o desempenho dos movimentos no ato sexual. São excelentes para se preparar antes de fazer amor, aumentando o desejo sexual e a potência orgástica do casal.

## Surpreenda na sua Próxima Transa com um Melhor Desempenho

Incorporar alongamentos e exercícios no seu dia a dia é importante para homens e mulheres, especialmente, para preparar-se para fazer amor. Procure alongar a coluna e, em seguida, comece a fazer movimentos pélvicos. Solte os quadris e faça movimentos circulares variados começando no sentido horário e repetindo no sentido anti-horário. São mais divertidos com as músicas de sua preferência.

Em seguida, alongue a coluna e movimente a pélvis em sentido ascendente fazendo movimentos de baixo para cima para fortalecer os músculos mais usados para fazer amor. Em um movimento parecido com o flamenco ou dos toureiros, coloque as mãos na cintura e projete seu quadril para frente em sentido ascendente. Repita algumas vezes...

Na realidade, usamos no sexo muitos músculos além dos que possuímos na região pélvica. Se você quer mesmo melhorar o desempenho na cama é bom fortalecer todos os músculos do corpo. Lembre-se sempre que, se um músculo não é usado, ficará flácido ou atrofiado. Então dedique um tempo especial para fortalecer e dar flexibilidade a todos. Não esqueça os músculos das mãos, braços, pés, rosto, língua, etc.

> *Antes e após seus exercícios na academia ou esportes em geral não se esqueça de alongar seu corpo, especialmente, a região da coluna, braços, pernas e pélvis e assim por diante. Com isso, evite problemas de coluna, hérnias e distensões que podem afetar a circulação da energia sexual, ocasionando dores e afetando a performance sexual.*

## Potencialize o seu Orgasmo Mantendo sua Coluna Saudável

Sempre cuide da postura enquanto caminha ou estiver sentado. Fortaleça diariamente sua coluna com alongamentos e exercícios adequados. Evite lesões carregando excesso de peso, esforços contínuos que forcem a coluna, ou fazer exercícios na academia sem antes fazer uma sessão de alongamentos. A energia sexual percorre a região da coluna quando estamos excitados. Portanto, mantê-la saudável poderá preservar ou até aumentar o potencial orgástico e o prazer.

## Aumente seu Prazer Estimulando a Circulação Sanguínea

Caminhadas, massagens e banhos rápidos alternando água morna e fria estimulam a circulação sanguínea e são excelentes para a saúde sexual.

Quando você viaja para regiões mais frias ou mora em cidades que possuem invernos rigorosos lembre-se de se exercitar antes de fazer amor. Caminhadas e exercícios podem auxiliar a circulação que tende a diminuir nos dias mais frios.

As carícias preliminares que antecedem a penetração, tais como: toques, massagens sensuais, os estímulos vibracionais com acessórios eróticos e as estimulações que antecedem o ato sexual, promovem maior circulação sanguínea da região genital e intensificam o orgasmo.

## Durma bem e Melhore sua Performance Sexual

Evite perder noites de sono, pois para restaurar uma noite mal dormida levam aproximadamente 5 dias. Se você trabalha a semana inteira e, devido a isto, se sente cansado e ainda sai frequentemente à noite e volta tarde prejudicando seu relógio biológico, saiba que independente da sua idade isto poderá afetar sua disposição para o sexo.

Procure dormir bem e observe que, quando você está bem descansado, seu desempenho na cama é melhor. Parece óbvio, mas muitas pessoas não percebem o quanto uma noite sem dormir direito é prejudicial em vários aspectos. Quando dormimos bem, melhoramos o funcionamento da melatonina e, conscientes deste fato, podemos nos proteger dos desgastes físicos e do envelhecimento precoce. Apenas estamos passando estas informações que consideramos importantes, mas a escolha é sempre sua... Faça o melhor por você!

Geralmente, o homem pode obter uma ereção razoável após uma noite mal dormida; porém, não consegue mantê-la por muito tempo devido à sobrecarga do sistema nervoso que está sem descanso e, como consequência, ocorre uma ejaculação mais rápida. Isto ocorre porque o corpo necessita voltar ao estado de repouso e, desta maneira, diminuirá a disposição para uma performance sexual satisfatória.

Nos casos de insônia persistente, apneia, dificuldades respiratórias ou outros distúrbios do sono a pessoa deve buscar auxilio médico especializado.

# Hábitos do dia a dia que Auxiliam aos Grandes Amantes

## *Alimentação Saudável: Menos Quantidade e mais Qualidade*

O hábito de preferir alimentos mais naturais e nutritivos é importante para se ter mais disposição para o sexo. Lembre-se, também, que é muito difícil transar depois de comer demais. Preferir uma refeição leve e nutritiva é uma forma de evitar esforços desnecessários ao sistema digestivo, aumentando assim a energia para o sexo. O ideal é personalizar e balancear a sua dieta com nutricionistas!

## Alimentação e o Erotismo

Comer pode ser um ato tântrico. Você pode "curtir" a comida, assim como o sexo! Isto é, dedique-se, com toda atenção, ao ato prazeroso de comer devagar, apreciando e mastigando bem cada pedaço do alimento. Evitar a pressa e a ansiedade na hora de comer pode auxiliar muito a manter o peso ou conseguir emagrecer. Prestar atenção em tudo que você coloca para dentro do seu corpo faz muita diferença. Sentar em frente à televisão e comer sem parar até muito além da saciedade, pode ter um preço muito alto no futuro.

### *Coma frutas frescas entre as refeições*

As frutas são muito saudáveis, pelo fato de proporcionar muitas vitaminas e poucas calorias, além de muitas serem afrodisíacas.

Conhecemos um rapaz estrangeiro que adora frutas e, durante o dia, delicia-se com muitas maçãs, bananas, mangas, etc. A namorada contou-nos, entusiasmada, que nunca tinha conhecido um homem com tanto "fogo"!

## Coma amêndoas, nozes e castanhas com aveia

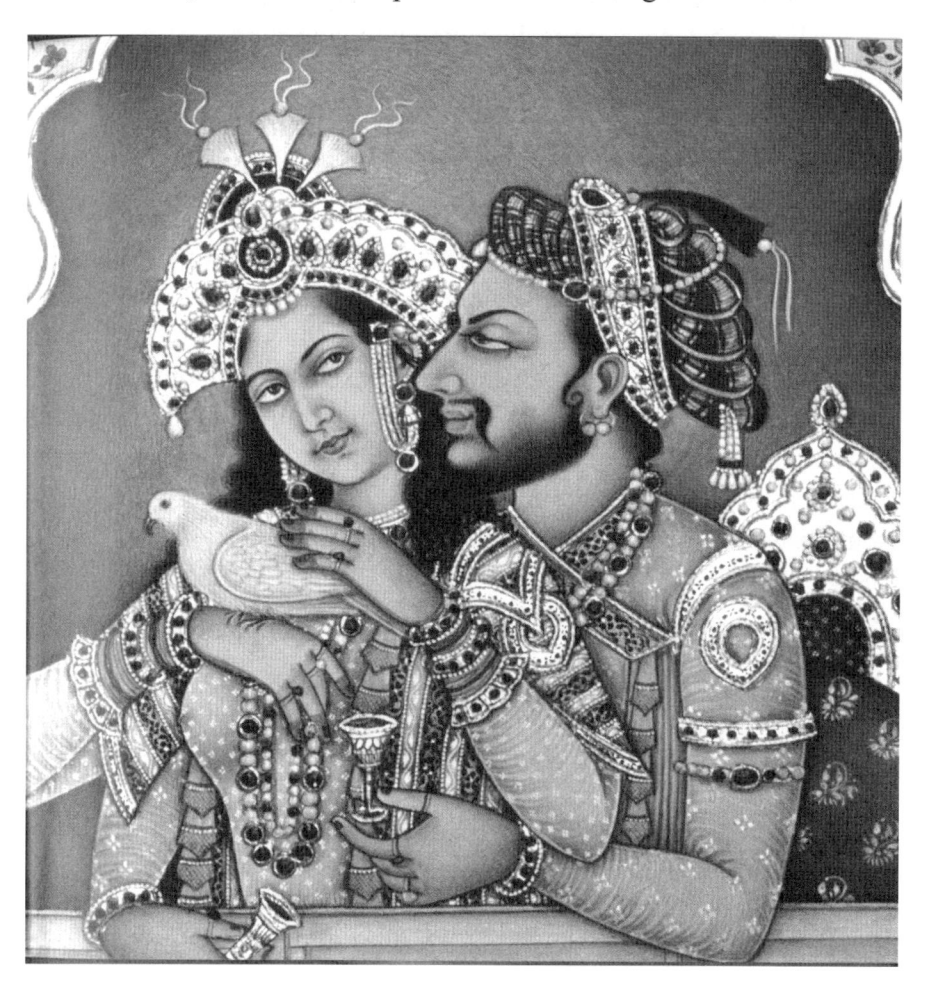

Por indicação médica, a aveia é um riquíssimo alimento que pode ajudar a eliminar as gorduras nocivas ao sistema cardiovascular, além de contribuir na redução dos índices de glicemia. O coração, os vasos sanguíneos e o sangue formam o sistema cardiovascular ou circulatório. A circulação do sangue permite o transporte e a distribuição de nutrientes, gás oxigênio e hormônios para as células de vários órgãos, entre eles, os órgãos da genitália. Se relacionarmos os índices de triglicérides altos no sangue, com a resposta sexual insatisfatória, observaremos que eles estão interligados. Procure manter o sistema cardiovascular em seu pleno potencial de irrigar os órgãos de todo o corpo.

## *A água é a melhor bebida*

Estar sempre com uma garrafinha de água ao seu lado e tomar durante o dia é um hábito simples que auxilia na desintoxicação e no funcionamento de todo o organismo. Substituir refrigerantes por sucos naturais que, em geral, são ricos em vitaminas e antioxidantes é uma opção mais benéfica e saudável.

Muito cuidado com bebidas alcoólicas que são prejudiciais na maioria dos casos. Geralmente, as bebidas alcoólicas só são cortadas do indivíduo quando ele já está doente. Mas, na realidade, deveriam ser evitadas muito antes da saúde ou da sexualidade ficar com graves e irreversíveis sequelas.

> *Tua saúde e a manutenção dela é uma conquista diária. O futuro começa hoje e nunca é tarde para se viver melhor!*

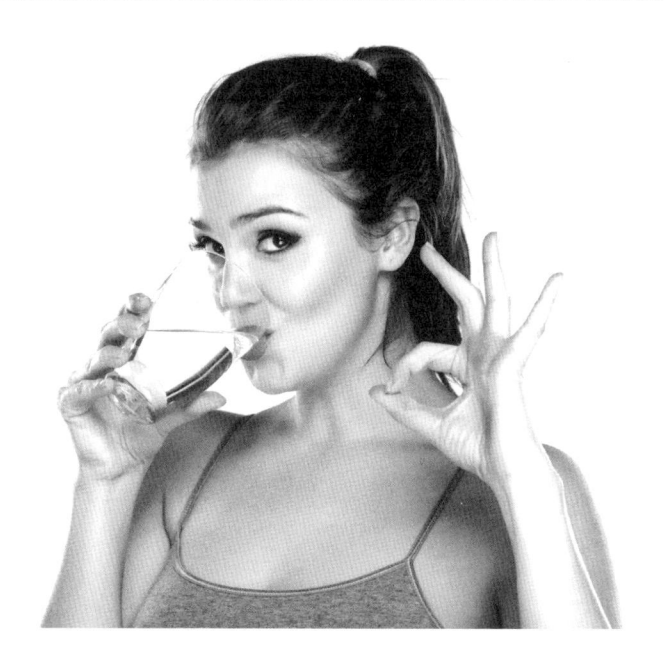

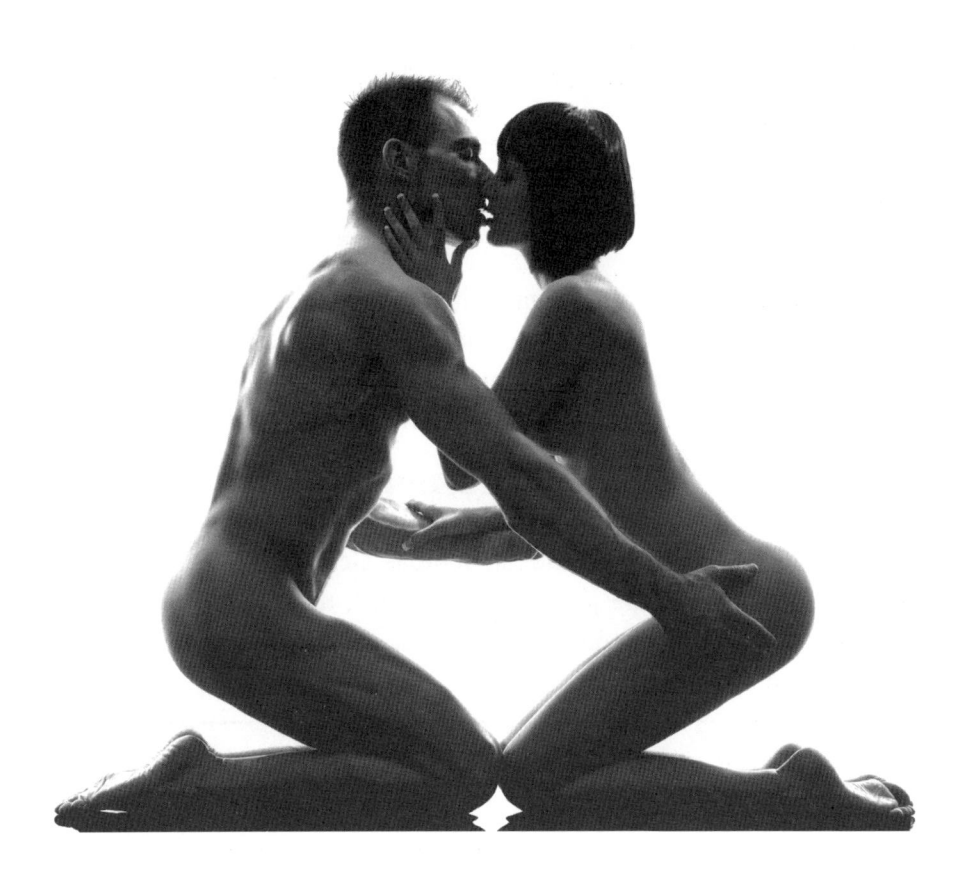

# PARTE III

## Preliminares

## Prepare-se para Fazer Amor

### *Dicas para o Casal Aumentar o Prazer*

1ª – Prepare-se para fazer amor com antecedência decorando o quarto de maneira sensual com luz indireta como um abajur, almofadas de cetim, flores, óleos e perfumes sensuais. Lembre-se de desligar a televisão, celulares, etc. Surpreender usando uma nova lingerie, criar uma fantasia, ou fazer um strip-tease, etc., tudo isto aumenta o clima erótico.

2ª – Procurem seduzir um ao outro aproveitando sem pressa cada fase da aproximação. Vocês podem comer e brincar com algo afrodisíaco como morangos ou chocolate, inovar fazendo brincadeiras eróticas ou transar com alguma novidade de sex shop como anéis vibratórios ou um gel excitante.

3ª – Aumente o tempo de excitação caprichando nas preliminares usando carícias criativas, estimulando pontos e áreas erógenas. Sofistique o prazer e a performance erótica aprendendo massagens sensuais como a tailandesa ou a tântrica.

4ª – Deseje muito dar prazer... Intensamente! Concentre-se ao máximo na pessoa que está com você. Para a mulher, é importante ser ativa e criativa na performance. Para o homem, é importante ter persistência e aumentar gradativamente o tempo da relação, para ampliar a satisfação da parceira e adquirir, com o tempo, maior rigidez do membro. O fortalecimento da musculatura de ereção é adquirido com os hábitos de treinamento e a prática de estender as preliminares.

5ª – Uma mulher com atitude mais ativa na busca do prazer e que demonstra seu "tesão", com coragem e ousadia, expressando frases picantes durante a transa, podem aumentar o erotismo e a cumplicidade. Procure, também, inovar com posições que mantenham o homem mais tempo em ereção – explicaremos melhor adiante.

6ª – Arrume um tempo só para vocês! Que tal ir para um motel ou viajar sozinhos? Uma dica simples, mas importante: porque são muitos os casais que deixam de "namorar" com o tempo. Privacidade e um pouco de sossego fazem muito bem e aumentam o prazer.

7ª – Quando a performance evoluir para a penetração o casal poderá conectar-se com a excitação do outro e sentir esta onda energética de prazer subir pelos corpos. Então, no momento do orgasmo, além da sensação genital, o casal passa a sentir prazeres indescritíveis em todo o corpo, levando-os a um êxtase em todos os sentidos!

# Preliminares com Toques e Beijos são Essenciais na Arte Erótica

## Preliminares Sofisticadas

Prolongar o prazer passando por vários estágios alternados de estímulos, lentos e concentrados, e depois passar para movimentos mais intensos e vigorosos, é considerado a essência da arte erótica a ser desenvolvida nas preliminares. Quando esta prática se tornar natural, o casal poderá prolongar a performance e sentir cada vez mais as intensas e prolongadas ondas de prazer durante o intercurso até atingir a resolução do orgasmo.

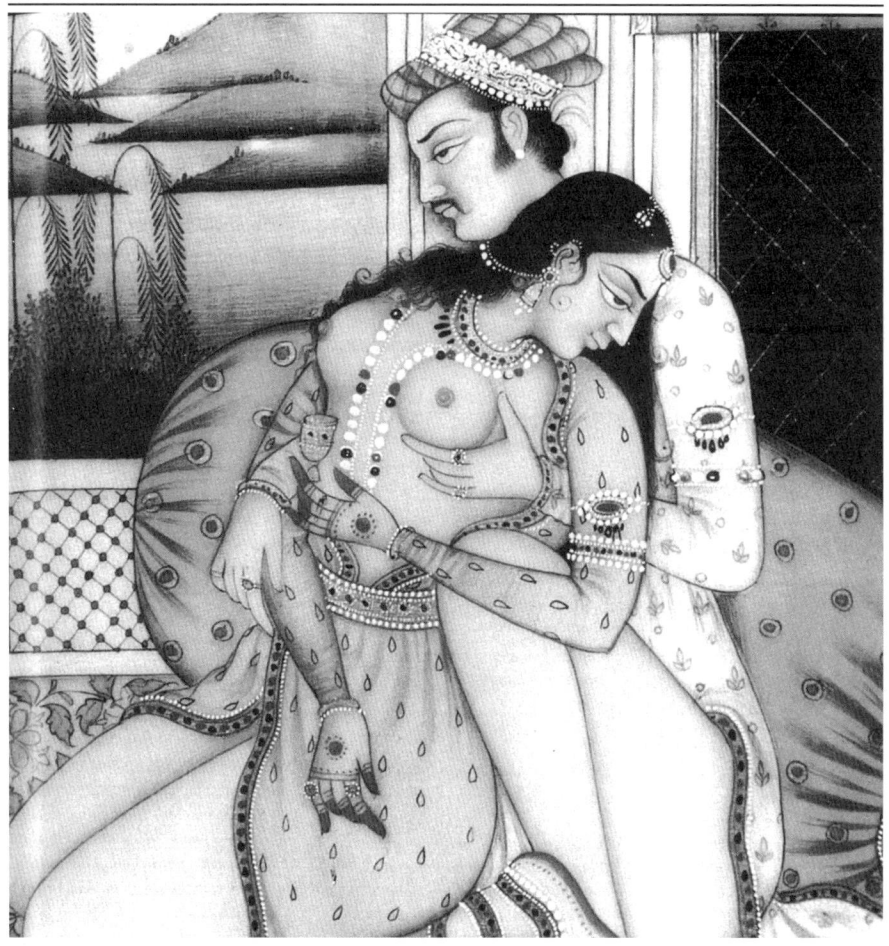

Para a mulher, os estímulos e carícias estendidas nas preliminares asseguram mais receptividade e capacidade de entregar-se ao prazer. Para o homem, a resposta sexual será ampliada pela postura comportamental de concentrar-se ao máximo no prazer da parceira. A disposição em satisfazer melhor os desejos femininos desenvolve mais eficiência e aumenta o tempo da ereção, garantindo maior virilidade. Após o intercurso é importante o casal expressar seu afeto, através de abraços, beijos e carinhos.

As pessoas que se habituam a estimulações e carícias lentas, precisas e delicadas no início das preliminares e, depois, gradualmente, intensificam os movimentos excitantes com toques e beijos mais voluptuosos, enquanto mantém sincronizados os movimentos da pélvis e dos genitais, prolongam e intensificam o prazer da performance sexual.

> *Para intensificar suas preliminares, use sabores, cheiros, fantasias sensuais, massagens, toques e outras variações criativas que possam ampliar as emoções e sensações. Enriqueça sua transa tornando-a inesquecível!*

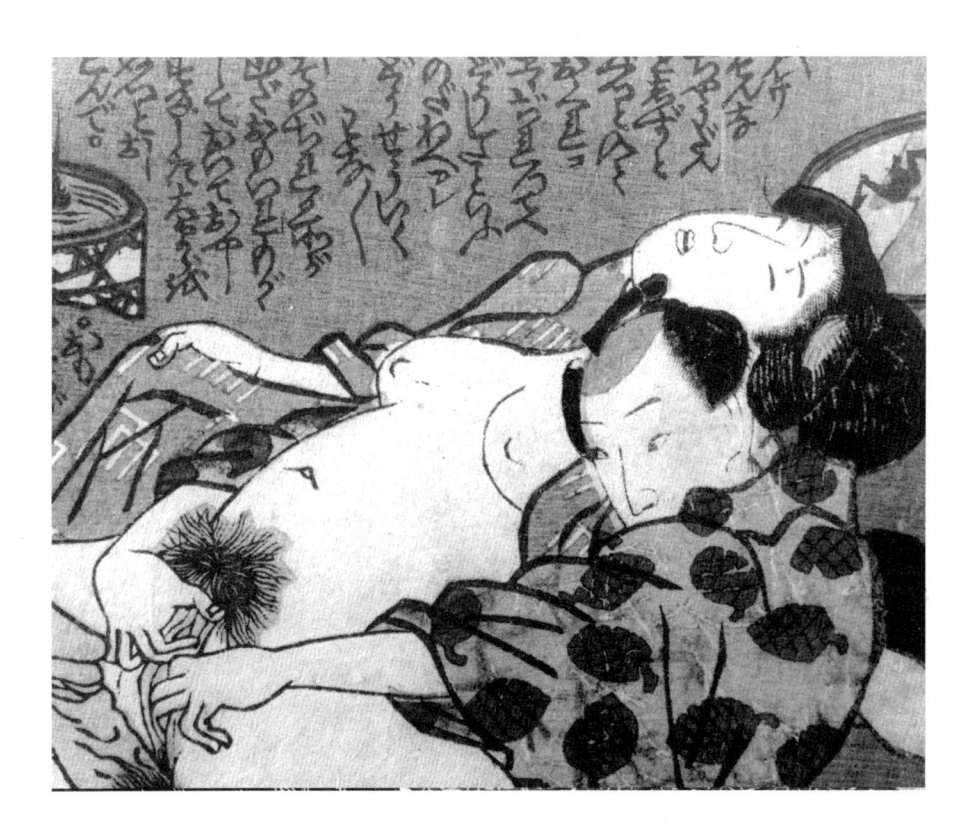

## Preliminares e Liberação de Hormônios

As preliminares prolongadas, com muitas carícias e movimentos prazerosos, são importantes para aumentar a liberação de dopamina e oxitocina. A dopamina é um neurotransmissor relacionado à motivação pessoal, é liberada durante situações agradáveis como atividades físicas e o sexo. A oxitocina (conhecido como hormônio do amor e felicidade) promove mais união e empatia entre o casal, além de melhorar o orgasmo.

Quanto mais emoção, toques e caricias e mudanças de posições no ato sexual maior será a liberação de endorfina e serotonina no cérebro, proporcionando bem-estar, bom humor e alegria. Na verdade, fazer amor pode ser um antídoto natural contra a depressão e mau humor, porém, sem efeitos colaterais.

## Preliminares e Orgasmo

O aumento do tempo das preliminares, através de uma estimulação mais aprimorada, pode melhorar a qualidade e intensidade do potencial orgástico. O ideal é deixar o clímax para depois de uma extensa fase de excitação, iniciando com toques e movimentos lentos e concentrados; na sequência, continuar com movimentos mais intensos e vigorosos, possibilitando, assim, orgasmos mais intensos. Desta maneira, aumenta-se o ápice do prazer e as emoções são redimensionadas a níveis mais elevados.

## Toques Eróticos e Criatividade

> *Conhecer melhor os pontos erógenos e sua estimulação poderá levar o casal a níveis inimagináveis de prazer.*

## Toques Íntimos com as Mãos

O casal pode se deitar, ou sentar-se em uma posição confortável e começar os toques com as mãos. Coloque as mãos em forma de concha para fazer movimentos de amassamento (como amassar uma massa de pão). Respire profundamente e concentre-se. Comece massageando os pés procurando relaxar o seu parceiro com movimentos lentos de amassamento e deslizamento na região central e nos dedos. Na sequência, direcione os movimentos em direção às pernas e coxas, explorando, especialmente, a região interna onde se localizam os meridianos energéticos relacionados à sexualidade. Faça movimentos ascendentes subindo pelas pernas em direção às coxas, alterne movimentos de amassamento com toques deslizantes até a região das virilhas, que é muito sensível. Evite chegar muito rápido à região genital, a qual deve ser explorada com atenção especial. As unhas também podem ser usadas para arranhar de leve e aumentar as sensações. Os mesmos movimentos poderão ser realizados na parte central das mãos e depois passando pelas partes internas dos braços e antebraços sempre no sentido ascendente. O ideal é não usar óleos e loções para aumentar a sensibilidade e o contato. Estes toques aumentam a bioeletricidade corporal, ampliando, assim, as sensações erógenas do casal.

## Estimule Potentes Áreas Erógenas

As regiões centrais do corpo, especialmente a parte interior das coxas, o abdômen, as virilhas, mamilos, nádegas, etc., estão entre as mais sensíveis aos toques eróticos. Tocar e massagear estas áreas amplia a excitação. Use as pontas dos dedos e as palmas das mãos para toques e massagens voluptuosas. Experimente provocar arrepios com as unhas bem aparadas. O principal objetivo é explorar diversas sensações sinestésicas.

Lembre-se também de estimular as costas e toda a extensão da coluna, começando pela região do sacro[1] até a parte de trás do pesco-

---

*(1) O sacro é um osso grande e triangular localizado na base da coluna vertebral e na porção superior e posterior da cavidade pélvica, onde está inserido como uma fatia entre os dois ossos do quadril. Sua parte superior se conecta com a última vértebra lombar, e sua parte inferior com o osso da cauda ou cóccix.*

ço. Estas áreas são consideradas de alta sensibilidade e devem ser bem estimuladas e exploradas.

A região do sacro (área que possui grande concentração de pontos erógenos que facilitam o orgasmo feminino e são ligados ao mecanismo de ereção no homem). Toques e massagens revigorantes nesta área são importantes para aumentar a energia sexual.

# Criatividade na Estimulação do Clitóris e Ponto "G"

O clitóris se encontra na parte superior da vulva e possui milhões de terminações nervosas. O ideal é que a mulher conheça

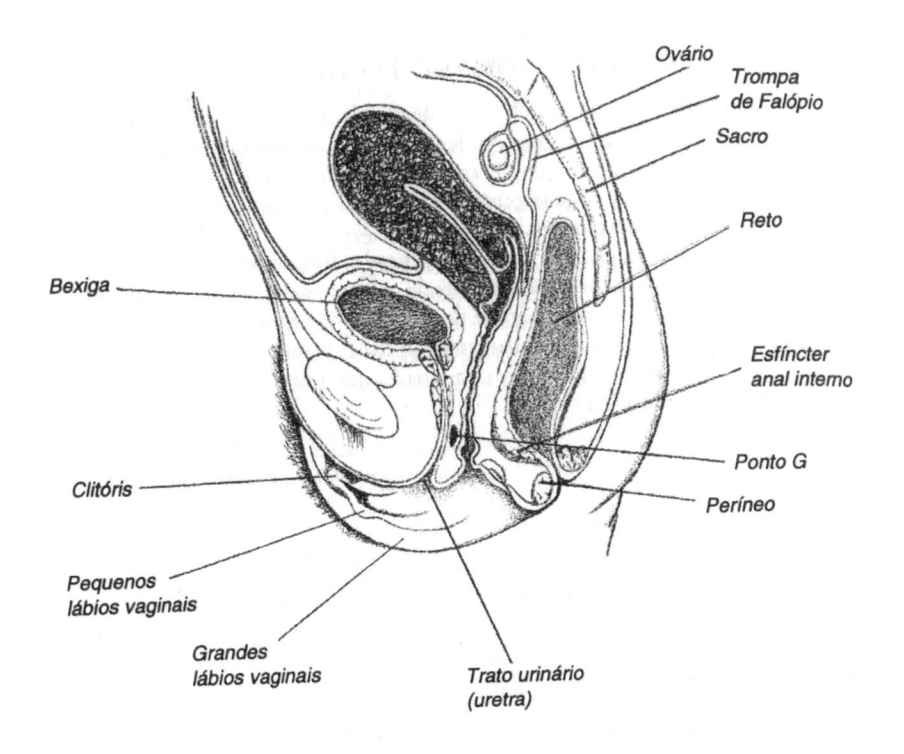

Anatomia sexual feminina

bem este ponto de prazer e saiba o ritmo e a carícia que mais a agrada. Expressar de uma forma sensual para o seu parceiro a maneira como gosta de ser estimulada, isto pode auxiliar o homem a direcionar melhor o estímulo que irá proporcionar maior satisfação. Importante é lembrar que o clitóris é muito sensível e deve ser tocado com concentração e delicadeza.

## *Técnicas Criativas de Estimulação do Clitóris*

a) Com as mãos: Estimular o clitóris e outras áreas erógenas, levando a mulher a intensos orgasmos, requer habilidade e sensibilidade. Exercitar a musculatura das mãos com bolas fisioterápicas melhora o funcionamento do cérebro. Os exercícios com as mãos são importantes para quem deseja se tornar um grande amante, porque melhoram a desenvoltura e a sensibilidade na estimulação do parceiro. As mulheres geralmente desenvolvem maiores habilidades manuais, enquanto que os homens possuem as mãos mais rígidas perdendo a coordenação e a flexibilidade precocemente. Isto não ocorre com pianistas, violinistas e maestros entre outras profissões que movimentam constantemente as mãos com variados movimentos. Mas, a partir de agora, todos poderão exercitar as mãos com mais um objetivo: eficiência e maestria em proporcionar prazer!

b) Toque do pianista: Acaricie toda a região da vulva e depois abra os pequenos lábios e toque o clitóris com a ponta dos dedos, habilidosamente, como um pianista; porém, com cuidado, pois é uma região muito sensível. Estimule o clitóris e, também, as outras regiões da vulva com movimentos vibrantes e fricções delicadas. Concentre-se e alterne ritmos e movimentos variados – ora suaves e lentos e outros mais intensos e profundos. Estes toques podem ser acompanhados com o ritmo da música de sua preferência para dar maior inspiração na estimulação feminina, criando assim uma sinfonia de prazer e êxtase.

c) Movimentos circulares: Use um lubrificante excitante na ponta dos dedos e crie movimentos circulares no sentido horário para estimular o clitóris e, depois, massageie em sentido anti-horário e assim por diante. O clitóris parece ser pequeno, mas possui ramificações que se estendem internamente por mais de 18 cm. Procure durante os toques, observaras variações e a intensidade que mais agrada a sua parceira. Aumentar a percepção para movimentos mais excitantes pode levar uma mulher ao delírio.

d) Toque triangular com os dedos: Coloque um pouco de gel excitante na região superior da vulva, em seguida, una o polegar, o indicador e o dedo médio e inicie a massagem na região clitoriana com criatividade e imaginação. Pode-se massagear em círculos, fazer movimentos vibracionais e descer e subir friccionando, delicadamente, os pequenos lábios e outras áreas da vulva!

e) Com o pênis: Com a mão esquerda, abra delicadamente os pequenos lábios para visualizar o clitóris, coloque um pouco de gel excitante; a seguir, com a ajuda da mão direita, direcione a

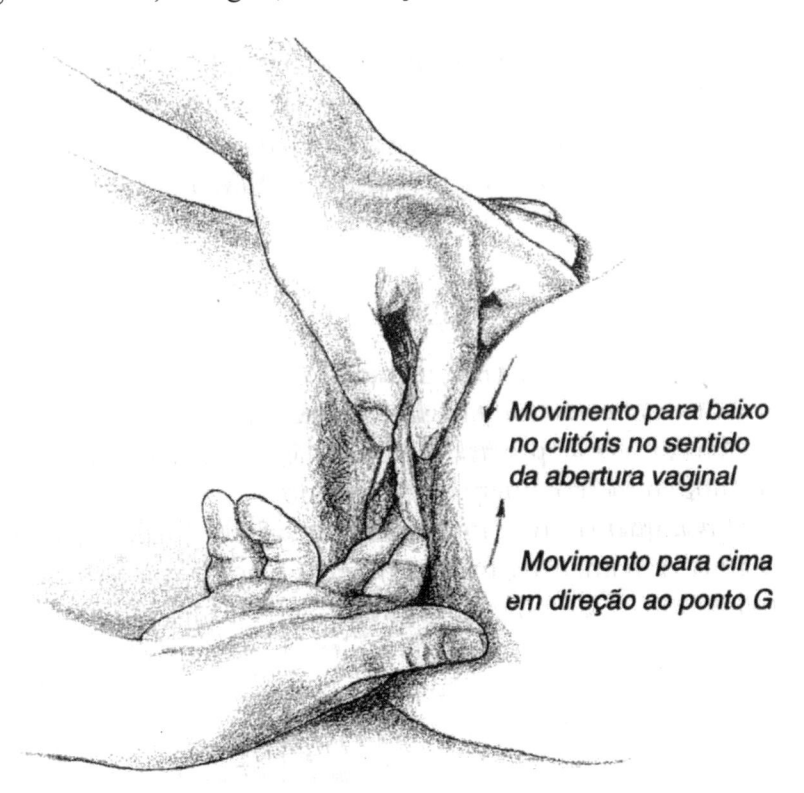

*Movimento para baixo no clitóris no sentido da abertura vaginal*

*Movimento para cima em direção ao ponto G*

glande de seu pênis na direção do clitóris e massageie suavemente com movimentos circulares, laterais (de um lado para outro), pressões rítmicas, entre outros movimentos aleatórios e criativos. Depois, você poderá fazer o mesmo em toda a vulva e, também, na abertura vaginal. Leve sua parceira à loucura!

> *Quando uma mulher está muito excitada sua respiração é mais ofegante, ela abre mais as coxas e tem maior lubrificação. Estes são alguns sinais que seus movimentos e toques estão na melhor direção para aumentar o prazer e satisfação da sua parceira.*

# Beijos Eróticos

Quando as bocas e lábios se tocam, a energia sexual é despertada automaticamente. A língua está relacionada ao centro sexual, e os tântricos propõem cinco formas de beijar.

## *Mordiscas de Amor*

Trata-se de morder, delicadamente, os lábios de sua parceira (o) alternando suavidade e paixão para despertar o instinto e o desejo. Observe como os felinos, antes do preâmbulo sexual, praticam esta arte.

## *Beijo Labial*

É o contato produzido através dos lábios. Segundo um conhecimento milenar, os tântricos relacionam a excitação à região superior dos lábios femininos, e à parte inferior dos lábios masculinos, a ereção. Portanto, estimular simultaneamente os lábios um do outro é uma deliciosa preliminar erótica.

### Beijos de Língua

Através desse beijo a energia sexual é despertada. O beijo de língua é uma das carícias mais íntimas do casal. Não devemos esquecer que a língua é um músculo e, também, precisa ser fortalecida com os exercícios de sexo oral, que passaremos a seguir. Exercitar a língua é uma forma de preparar para beijos mais vigorosos e apaixonados.

### Sopros de Amor

Este beijo pode ser praticado como preliminar, ou antes, de começar uma massagem sensual. Podem-se usar plumas, leques, pétalas de rosa e alternar com sopros e beijos sobre a pele a ser massageada para ocasionar sensações variadas. Uma dica é usar um gel do tipo esquenta e esfria para fazer uma brincadeira lúdica.

### Beijo de Sucção

O casal pode iniciar succionando os lábios inferiores e superiores do parceiro e depois com os lábios mais abertos fazer pressões voluptuosas, alternando movimentos criativos do beijo de língua com variadas intensidades de sucções, levando o casal a desfrutar de mais sensações e volúpia.

## Sexo Oral nas Preliminares

Com a boca e lábios: Para turbinar o sexo oral, fazer massagens, sucções e outras delícias, portanto, treinar com antecedência é o segredo para ter maior desenvoltura. Pode ser muito útil também nos beijos eróticos. Podem-se treinar com uma maçã, laranja, manga, etc., para fortalecer os músculos da boca e lábios. Esta técnica pode ser um tanto exótica, mas funciona e propicia um beijo na boca de "tirar o fôlego". Mas é um treinamento secreto, melhor estar sem ninguém por perto.

Então morda a fruta vigorosamente com a boca bem aberta, aproveite para sugar, fazer movimentos variados com a língua, enfim, "faça de conta" que está fazendo sexo oral com uma pessoa muito atraente. As mulheres podem treinar com uma banana lambendo e sugando como fazem as indonesianas. Você pode até achar engraçado ou estranho, mas são por estes segredos que algumas mulheres são consideradas "verdadeiras mestras" em sexo oral.

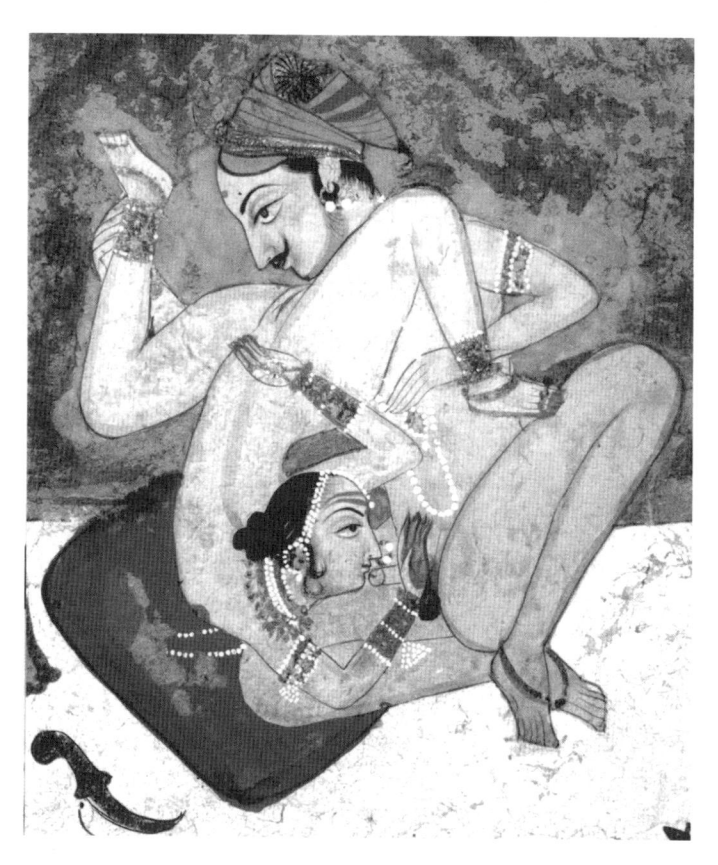

## Torne-se Sexpert em Sexo Oral

### Treine sua Boca e Língua e Enlouqueça seu Parceiro

Exercícios específicos para fortalecer os músculos da boca e, em especial da língua, são importantes para um sexo oral que enlouqueça o seu parceiro. Lembre-se sempre que os músculos da boca necessitam de exercícios como todos os outros músculos que possuímos. A língua é um músculo muito poderoso na hora de proporcionar prazer. Uma língua "sexpert" (treinada) é um prazer que poucos conhecem.

Para fazer os exercícios: abra bem a boca e faça movimentos com a língua de trás pra frente e, da direita para esquerda, de baixo para cima, assim por diante. Depois coloque a ponta da língua para fora e desenhe círculos ou outras formas. Perceba como a língua começa a cansar. É por isto que precisamos exercitar este músculo todos os dias. Podemos sugerir a hora que você escova os dentes. Estes exercícios são ótimos para prevenir rugas sendo também considerados como ginástica facial. Vale a pena treinar, porque ninguém quer beijar alguém com língua mole ou flácida e no sexo oral... Nem se fala!

## Massagem com os lábios e língua

A mulher poderá começar estimulando as virilhas do parceiro com beijos gulosos e também explorar com desejo toda a área genital masculina, beijando-a e lambendo-a. Massagear com os lábios a glande e também estimular o pênis em toda a extensão com a boca e a língua. Alternar beijos suaves e sucções mais intensas, sempre atentas à excitação do homem, procurando evitar movimentos muito rápidos, principalmente, os de sucção, para preservar maior tempo de ereção. Segurar a base do membro masculino fazendo um anel com os dedos pode auxiliar a manter o pênis mais rígido, além de prevenir uma rápida ejaculação. Procure respirar lenta e profundamente, inspirando pelo nariz e expirando suavemente pela boca, a fim de conseguir introduzir o pênis com mais profundidade. Em seguida, faça uma deliciosa massagem com a língua, sugando o membro deliciosamente; na sequência use movimentos criativos aleatórios para beijar, lamber e sugar. Varie usando diversas pressões e velocidades e capriche nas regiões que o seu parceiro mais gostar.

# Novas Ideias para suas Preliminares

O homem pode iniciar massageando com os seus lábios toda a região da vulva e dar atenção especial ao clitóris. Lamber, sugar, vibrar a língua sobre os grandes e pequenos lábios, bem como estimular o clitóris e, depois, colocar a ponta da língua na abertura vaginal simulando uma penetração. Esta estimulação poderá facilmente enlouquecer sua parceira.

Surpreenda com esta sugestão: após uma lubrificação preliminar, realizada com muita atenção e carinho, acione o bullet (cones vaginais) explorando toda a região da vulva. Após alguns instantes, introduza-o com delicadeza no interior vaginal, mantenha o controle do acessório em suas mãos, ou deixe-o com a parceira para que possam dar comandos e experimentar as variações e vibrações. Após alguns instantes, a mulher, através do estímulo da circulação sanguínea e dos terminais nervosos, poderá sentir uma intensa excitação no interior vaginal, pois o acessório estará estimulando a "raiz do prazer", a região do Ponto G (Ponto de Grafenberg). Para expandir e potencializar este prazer, com sofisticação, mantenha o acessório vibrando no interior vaginal e inicie o sexo oral, privilegiando o clitóris, segundo os tântricos "a jóia na coroa"; desta maneira, as duas regiões, a interna e a externa, estarão sendo estimuladas simultaneamente.

Esta estimulação poderosa poderá levar a orgasmos mais profundos e prazerosos, onde as intensas sensações dos genitais, que ampliadas, poderão se expandir por todo corpo feminino.

## Sexo Oral com o Uso de Acessórios

Para quem gosta de incorporar novidades, outra opção é usar um anel vibratório, o qual contém uma cápsula vibratória para ser usada na língua.

Hoje, existem acessórios sensuais de diversos tamanhos e formatos, que possuem diversos tipos de vibração, as quais auxiliam a melhorar o orgasmo por "despertar" a região genital. Isto pode proporcionar mais excitação, especialmente se os estímulos forem alternados com sexo oral.

## Por quê o Sexo Oral Pode Ser Bom para a Saúde?

Os probióticos com suas bactérias que podem ser encontradas nos iogurtes e leites fermentados são aliadas da boa saúde. Segundo estudos pela Universidade Johns Hopkins, nos Estados Unidos algumas espécies de bactérias da vagina são benéficas o que significa que o sexo oral além do prazer que proporciona a mulher pode também beneficiar a saúde de quem o pratica.

Aproximadamente 70% do fluido vaginal saudável é composto por bactérias chamadas lactobacilos que fazem bem para a saúde do intestino – ajudando na digestão e melhorando a absorção de nutrientes.

### *Bactérias do bem*

Os lactobacilos produzem ácido lático, que ajuda a manter a acidez da vagina (pH 4,5). Segundo os cientistas, a secreção vaginal pode conter cinco espécies que possuem potencial probiótico: Lactobacillus crispatus, Lactobacillus jensenii, Lactobacilus iners, Lactobacillus gasseri e Lactobacillus reuteri.

### *Orgasmo*

Além da questão nutricional para quem faz, sexo oral também faz bem para a saúde de quem recebe. O orgasmo feminino traz benefícios tanto à saúde física quanto a mental: libera oxitocina, dopamina e endorfinas, que melhoram o humor e podem aliviar dores, como cãibras.

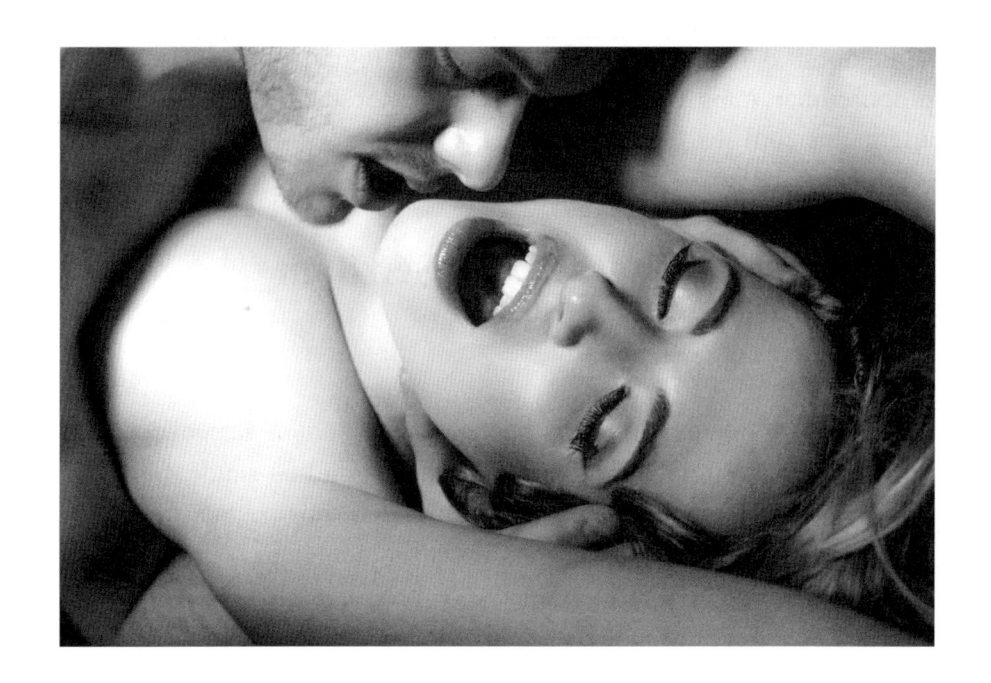

# Parte IV

## Seleção das Melhores Performances do Mundo

Na prática das melhores performances, sempre encontramos os mesmos princípios básicos como: aumentar o tempo da relação sexual, prolongando as preliminares e, após a penetração, continuar a manter a presença e concentração nos movimentos que proporcionam mais prazer ao parceiro.

Sabemos que os grandes amantes já usam instintivamente algumas técnicas, as quais explanamos a seguir, de diversas maneiras. Mas é importante nos conscientizarmos que a arte de fazer amor pode ser cada vez mais aprimorada com criatividade e vários diferenciais. As performances, a seguir, poderão ser praticadas isoladamente, acrescidas ou mescladas com a criatividade do casal. O essencial é sempre dar o seu melhor em cada uma delas.

### Sugestão para Decorar o Espaço para Fazer Amor:

Para começar, o casal pode decorar o ambiente deixando-o mais aconchegante usando almofadas e objetos sensuais que combinem com a performance escolhida. Usar velas perfumadas, ou luz indireta com cores quentes para iluminar. Preparar-se com um banho e perfumar a pele suavemente com aromas afrodisíacos. Levar algumas pétalas de rosas ao ambiente para utilizá-las nas massagens. As roupas ou lingeries ideais podem ser transparentes e devem valorizar a beleza e tornar os amantes mais atraentes.

# Performance Tântrica: O Caminho do Êxtase

Os amantes tântricos são conhecidos pela sua excepcional performance sexual. Vamos conhecer alguns dos seus segredos para sofisticar a arte de fazer amor.

Antes de iniciar o ato sexual o casal senta um na frente do outro com as pernas cruzadas na posição de yôga. Esta é uma das posições mais conhecidas para iniciar a performance tântrica. Esta postura simples é muito eficiente para prolongar o processo de sedução e a cumplicidade, especialmente, se adotada com frequência, porque neste momento o casal entra em um estado de contemplação e tranquilidade que conduz a uma maior concentração e presença.

Quando o casal inicia o intercurso deve procurar relaxar e respirar lenta e profundamente, principalmente, quando a excitação estiver muito alta.

Comece inspirando e expirando tranquilamente até sintonizar a respiração com o seu parceiro, então olhe com sedução para ele admirando sempre os pontos positivos como beleza, charme e sensualidade. Sinta-se totalmente aberto a esta experiência, neste momento mágico e único. Deixe fluir o amor, a paixão e o encantamento.

Concentre-se no seu desejo de fazer do ato de amar uma arte a ser desenvolvida, em que cada um, ofereça o seu "melhor presente" em forma de amor, prazer e romantismo...

O mais importante da performance tântrica é estar totalmente presente e se concentrar somente em dar e receber... Compartilhando os momentos de prazer com o ser amado.

A concentração e a tranquilidade são importantes para controlar a ansiedade e o impulso natural de apressar-se. Inicie os toques lentamente e dê o seu máximo nas carícias... Sensação... Por sensação... E perceba a excitação do parceiro. Procure notar o que mais agrada ao outro, sentindo, a cada toque, as dimensões do prazer. Quanto mais tempo o casal aproveitar e inovar nas preliminares, melhor. No tantra a performance evolui. A princípio, lentamente e, depois, gradativamente o desejo se intensifica com "fogo e paixão".

A performance no tantra auxilia a disciplinar os instintos sexuais mais primitivos. Esta prática pode auxiliar, principalmente, quando é despertado o desejo intenso que surge nas preliminares e, assim, conseguir estender e obter mais prazer durante o intercurso. As variações das posições tântricas são elegantes e fluidas, lembrando as mudanças das "asanas" (posições do yoga). Selecionamos e descrevemos mais adiante algumas posições mais prazerosas para a performance tântrica como a "yabyum", que é uma das mais conhecidas.

Vale a pena tentar esta experiência sensorial que poderá tornar a relação inesquecível, capaz de criar um universo incrível de emoções e sensações jamais imaginadas.

> *Contemple com admiração a pessoa amada na sua plenitude: aprofunde olhares, procure sentir as diferentes texturas da pele, experimente novos toques em regiões inexploradas, posições inusitadas, e tente perceber a relação entre o corpo, mente e as emoções que interagem entre vocês...*

A experiência tântrica é especial para que a mulher seja mais admirada, valorizada e obtenha mais satisfação. O ato tântrico faz com que o homem comece a estimular, além dos genitais femininos, outras áreas erógenas menos conhecidas e, assim, surpreender a parceira com mais criatividade. Evita a conhecida ansiedade masculina de iniciar rapidamente a penetração sem proporcionar uma estimulação satisfatória à parceira. Aumenta, também, o tempo de ereção prolongando a performance.

O tantra permite fazer dos seus praticantes, amantes mais desejados, que sabem encantar o parceiro com mais sofisticação, entrando com mais facilidade no "Caminho do Êxtase". Os tântricos celebram com mais intensidade o clímax com o "hiperorgasmo" (Orgasmo de Alta Potência).

Nesta performance também é importante valorizar e sentir com mais profundidade as sensações de prazer e as emoções que continuam após o orgasmo com muitos afagos, carinhos e abraços aconchegantes. O verdadeiro amante tântrico é maravilhoso antes, durante e após fazer amor.

## Benefícios da Performance Tântrica

- Aumenta o prazer e o tempo do ato sexual.
- Prolonga o tempo de excitação e ereção.
- Amplia a sensibilidade ao prazer e as sensações eróticas.
- Com o tempo, melhora a potência masculina e o potencial orgástico da mulher.
- A concentração e a criatividade surgem com mais facilidade para incorporar movimentos e posições.
- É uma rica experiência para o relacionamento amoroso e sexual do casal, por expressar mais emoções e sensações no sexo! Esta performance sofisticada é o que, verdadeiramente, podemos chamar de sexo de luxo!
- Diz o Tantra que está no poder de cada um realizar tudo o que deseja para o bem e a felicidade.

> *Assim como um artista no seu processo de criação procura dar o melhor de si e contempla a sua musa inspiradora procurando sentir a sua alma, também podemos nos deleitar com a visão e a maior percepção da pessoa amada e as sensações de prazer extasiante ao vê-la feliz!*

Para o "Tantra", conhecimento milenar dos antigos indianos - a energia sexual é chamada "kundalini" e se localiza próxima à região do períneo e dos genitais no chamado "chacra básico", considerada também como energia vital e de criação, é estimulada pela libido e ampliada através do sexo de qualidade. Podemos assim compreender como é antiga a relação entre o sexo e a saúde!

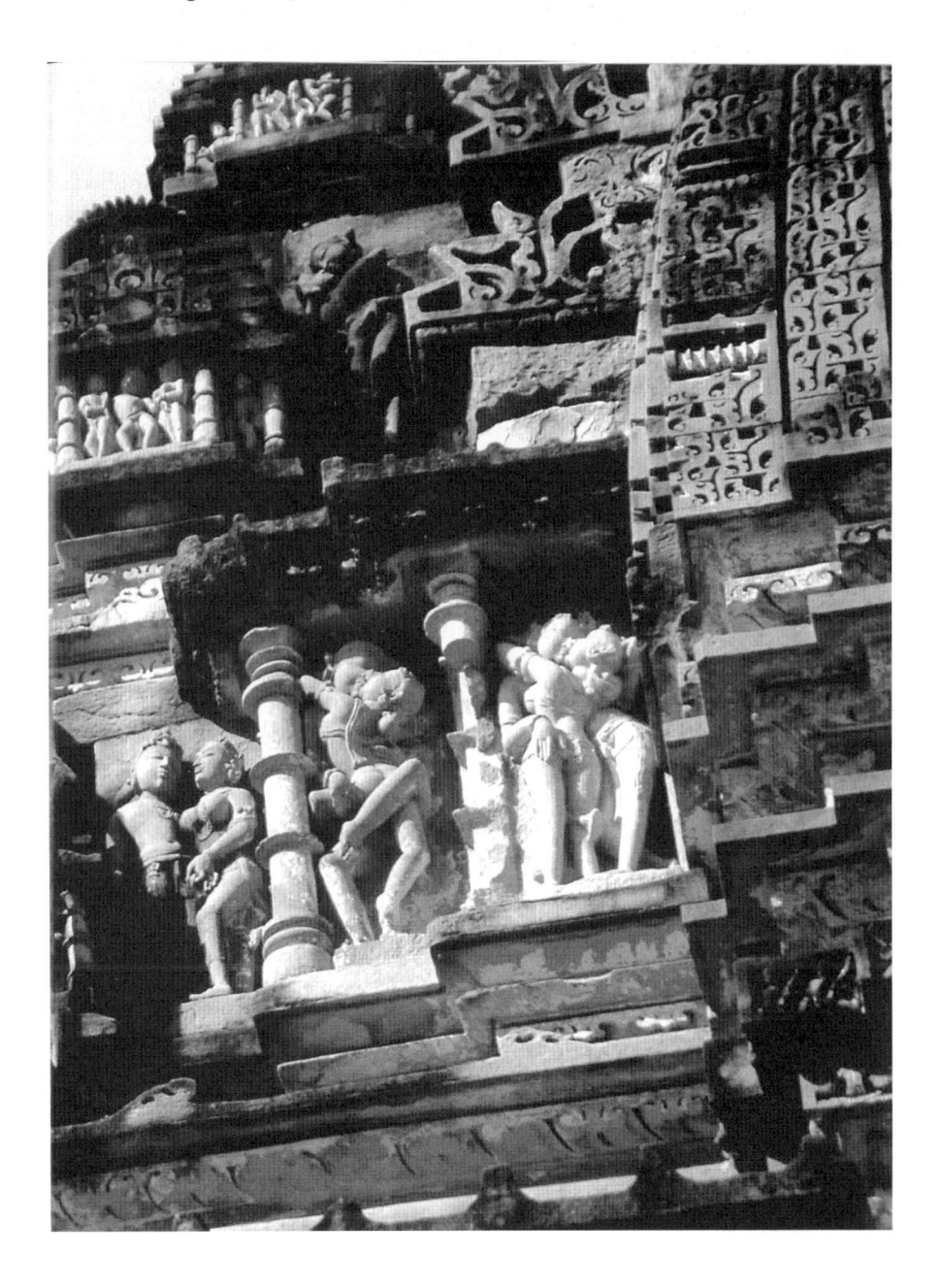

# Massagem Tântrica

A massagem tântrica pode ser utilizada para fins terapêuticos ou revigorantes, mas também, pode ser praticada pelos casais de uma maneira mais sensual e ser um meio de explorar sensações, aumentar o tempo de prazer e até mesmo ser uma maneira de inovar ao dar e receber carinho de uma forma mais criativa.

Prepare o ambiente para a massagem deixando-o mais quente e confortável. Aromatize o quarto com essências suaves e reserve loção, óleo e gel para usar no final.

Comece massageando seu parceiro com movimentos lentos e profundos em regiões distantes da área genital como cabeça, mãos ou pés, amassando e deslizando em movimentos ascendentes. No início da massagem não se deve usar óleo ou loção, para aumentar o contato e as sensações. Você pode começar massageando a cabeça e depois passar para os ombros e assim por diante, ou iniciar com amassamentos vigorosos alternados com outros mais suaves nos pés e subir lentamente deslizando suas mãos pelas pernas e coxas do parceiro.

Um dos segredos da massagem tântrica é estimular sempre de maneira especial as partes centrais do corpo, tais como o abdômen e as regiões internas das pernas, coxas e braços que são mais sensíveis e direcionar os movimentos deslizantes em direção aos genitais.

Outra sugestão é iniciar a massagem pelas extremidades das mãos ou pés e depois de massagear o corpo inteiro variando os movimentos e se aproximando, lentamente, em direção a área genital que deve ser estimulada de maneira especial. Para massagear a região genital feminina explore com movimentos suaves os grandes e pequenos lábios da vulva, estimule o clitóris e o interior vaginal começando suavemente e depois intensificando os movimentos. Para o homem, após massagear o corpo inteiro, finalize massageando o membro masculino com um pouco de gel apropriado com movimentos lentos e criativos, evitando movimentos rápidos que podem acelerar a ejaculação. Alterne movimentos mais lentos e vigorosos e outros mais leves e deslizantes.

Procure durante a massagem manter a concentração e respirar lenta e profundamente em sincronia com seu parceiro dedicando-se completamente a este momento especial. Expresse seu afeto e desejo nos movimentos e ofereça o seu "melhor presente" para o seu amado.

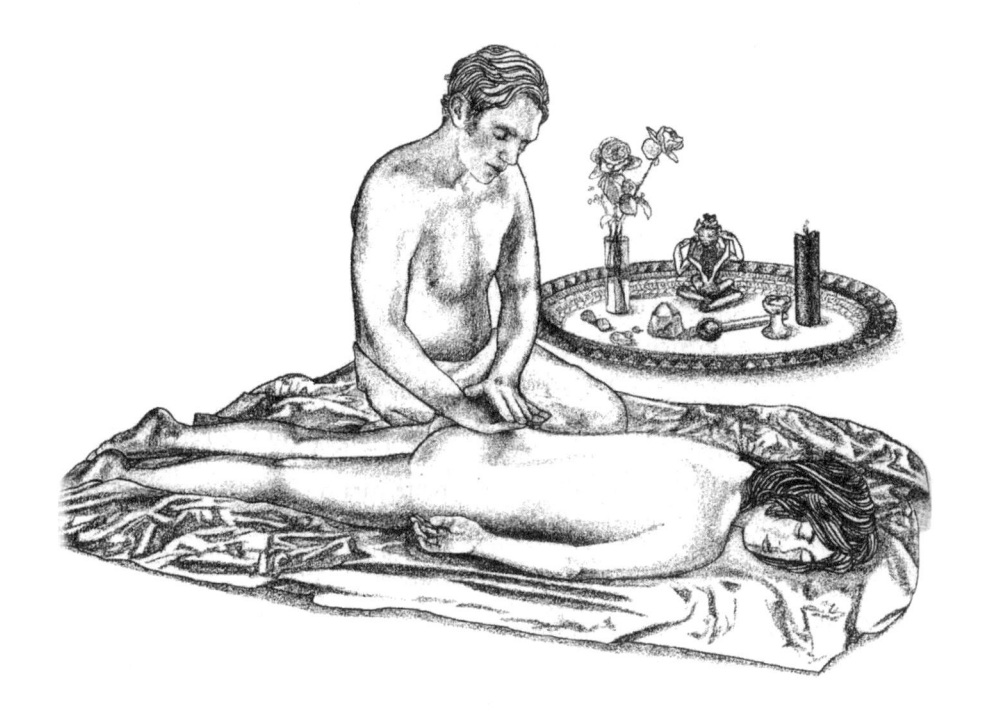

## A Essência de um Grande Amante

Lembre-se que o amante mais desejado por uma mulher é aquele que a trata como uma "Deusa", que merece receber as dádivas e ser amada com as mais intensas carícias apaixonadas e o ímpeto selvagem do desejo masculino.

> *"Em contrição te contemplo Deusa a quem vou adorar*
> *Meu coração é o meu templo, meu amor, o teu olhar..."*
> *(Casimiro de Abreu).*

# Performance Taoísta: Revitalize seu Corpo com a Energia Sexual

Segundo o taoísmo, possuímos dois princípios energéticos que se complementam yin (feminino) e yang (masculino) e quando estas energias circulam pelos corpos unidos no ato sexual melhoram a saúde e a qualidade de vida.

Esta filosofia comportamental milenar, originária da antiga China, tem como finalidade desenvolver a plena potencialidade, aumentando a capacidade física e mental dos praticantes que conservam por mais tempo o vigor e a longevidade sexual. Estes benefícios são o resultado da sinergia dos aspectos espirituais e materiais que se combinam, transformando-se em um efetivo controle sobre a mente e o corpo. Nos momentos de alta estimulação, como no ato sexual, se a mente estiver concentrada e os corpos saudáveis em união harmônica e prazerosa a energia vital é fortalecida.

No Taoísmo, a energia feminina e a masculina são opostas, mas complementares e estão relacionadas ao equilíbrio vital e hormonal. Através desta harmonização, o "shen" (espírito) evolui, e os praticantes começam a perceber e a desfrutar de uma vida mais longeva e feliz.

> *O ponto alto desta performance é aproveitar ao máximo a energia proveniente do ato sexual. A energia gerada pela intensa estimulação do prazer passa a circular com mais intensidade entre o casal em cópula revitalizando os corpos em união "yin" e "yang".*

Segundo o Tao, são quatro as posições sexuais básicas e as demais são variantes destas principais. No Taoísmo a classificação das posições fica mais didática e simplificada se compararmos ao manual do Kama Sutra que constam 64 posições amorosas.

## Posições do Tao:

**Primeira posição:** A mais primitiva é a mulher de quatro com o homem fazendo a penetração por trás.

**Segunda posição:** A mulher embaixo, deitada de costas, e o homem por cima, mais conhecida como posição "papai-e-mamãe".

**Terceira posição:** O homem e a mulher se posicionam lado a lado.

**Quarta posição:** A mulher por cima e o homem embaixo. Esta posição dá vazão a muita criatividade por parte da mulher, que fica mais ativa nesta postura, podendo, assim, fazer inúmeras variações.

> *Em todas as posições podemos ampliar o prazer e sentir intensas sensações, além da área genital, aprendendo a fazer fluir através dos meridianos (canais energéticos) a forte de energia da sexualidade que revitaliza todo corpo, em especial, o cérebro que terá também melhor desempenho de suas funções.*

O casal poderá se preparar melhor para esta performance respirando lenta e profundamente, coordenando a inspiração e a expiração e, a seguir, iniciar as preliminares com uma massagem estimulante. Começando, preferentemente, pelas extremidades (mãos e pés) em direção à região central do corpo. Ser massageada fará com que a mulher se sinta mais amada e valorizada e, para o homem, será um caminho de aprendizado para auxiliar na retenção e aumento da energia sexual.

Estimular as áreas erógenas com a técnica da digitopuntura (técnica chinesa de pressionar pontos energéticos). Uma boa sugestão é usar a pressão do dedo médio, ou do polegar, para ativar os pontos energéticos ligados à sexualidade. As pressões devem ser aplicadas no ponto, de maneira lenta e profunda.

Na mulher, pressionar a região que fica um pouco acima da boca, entre o nariz e o lábio superior, ativa a libido. No homem, pressionar a região mais profunda do queixo potencializa o desejo sexual. Uma região importante para aplicar a digitopuntura e aumentar a energia sexual é o períneo tanto no homem como na mulher. Outro ponto erótico feminino interessante é a "garganta" do hálux (dedão) do pé que se bem estimulado e beijado pelo parceiro leva uma mulher a loucura!

O homem pode fazer uma deliciosa massagem nos ombros e na nuca da sua parceira. Nos pés e nas mãos podem ser utilizados os "amassamentos" (movimentos semelhantes a amassar uma massa de pão), alternando as contrações das mãos com movimentos mais superficiais e outros mais profundos e vigorosos. Na sequência, o homem poderá massagear as mãos, pernas e coxas da parceira com movimentos fluidos de deslizamento. O ideal é iniciar pelas extremidades, como as mãos ou pés e seguir em direção à região central do corpo. O homem poderá utilizar movimentos ascendentes deslizantes direcionando lentamente suas mãos pelas partes internas das pernas e coxas da parceira onde se encontram os meridianos energéticos e seguir com os deslizamentos em direção à virilha até alcançar a genitália. Toda a região da vulva em especial o clitóris deve receber atenção especial com massagens e toques estimulantes.

> *Os meridianos relacionados à sexualidade se localizam nas partes internas dos antebraços, braços, pernas e coxas. Por este motivo são mais sensíveis às carícias, às massagens e aos toques.*

A mulher poderá massagear estas áreas do corpo masculino com mais frequência. Para tanto, pode usar movimentos deslizantes, começando pelas extremidades, tais como as mãos ou pés e seguir em direção ao centro do corpo. Após uma massagem extasiante nas pernas e coxas do parceiro chegará a vez das virilhas e do genital masculino, que deve ser massageado com movimentos firmes e lentos para que se mantenha a rigidez do membro. Esta massagem estimula a circulação do sangue no pênis fortalecendo o mecanismo de ereção.

Antes de iniciar esta massagem pergunte ao seu parceiro se ele gosta de ser massageado com óleo ou loção. Muitos homens não gostam da sensação que estes produtos ocasionam na pele, especialmente em regiões com mais pelos como braços, pernas e coxas.

Buscar intimidade e cumplicidade é o maior objetivo desta performance. Para que isto aconteça, as posições devem ser escolhidas no sentido de se aumentar a percepção sensorial. Uma das maneiras é utilizar variações de posições aconchegantes que permitam ao casal sentir a respiração e as batidas do coração do parceiro. Estas posturas aprofundam cada vez mais a experiência amorosa...

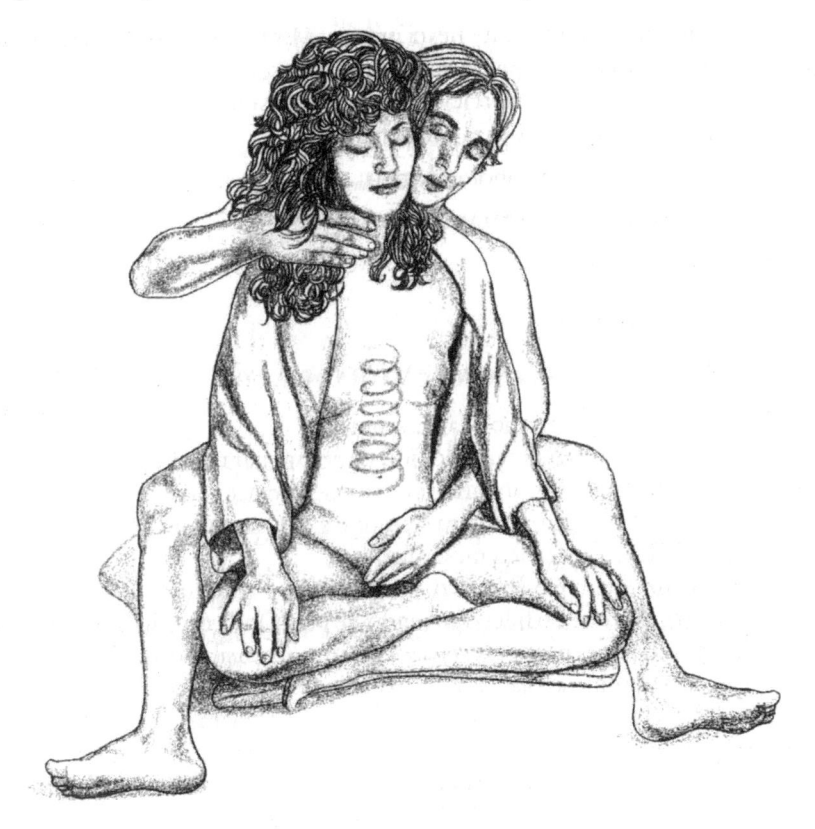

Os lábios e a língua também são alguns dos principais canais para a troca de energia, sendo o beijo apaixonado um dos pontos fortes no Taoísmo.

Quando se iniciar a fase da penetração, o homem com movimentos de pélvis lentos e precisos, poderá alternar estocadas rasas com outras mais profundas e depois continuar com outras que movimentem a pélvis de um lado para o outro. Estes movimentos executados de maneira concentrada, e por um longo tempo durante o intercurso, possibilitam fortalecer os órgãos sexuais e vitais do homem.

A posição de conchinha, em que o casal fica deitado lado a lado, com o homem abraçando carinhosamente a parceira pelas costas, é uma das mais confortáveis para que os dois sintam a agradável energia de prazer subindo e circulando pelos corpos unidos. Esta posição pode ser usada antes ou depois de fazer amor para intensificar as sensações e aumentar os sentimentos de amor, cumplicidade e paixão.

Outras posições, como o abraço frente a frente de corpo inteiro, com a mulher deitada em cima com os braços e pernas entrelaçadas com as coxas do parceiro, também são ótimos exemplos de variações para ativar ao máximo o fluxo de energia sexual.

A posição de sexo oral conhecida como "69" pode também ser usada para ativar a circulação de energia, enquanto o casal faz as carícias orais. Procure por alguns instantes parar os movimentos e simplesmente... Sentir a prazerosa circulação da energia "yin" e "yang"expandir-se pelo corpo.

> *"Facilitar as trocas enérgicas entre o casal, com equilíbrio e liberdade, trocando carícias e fluidos corporais significa o encontro do fogo e da água em proporções perfeitas"*
>
> *(Sun-Nu Ching).*

*"Cada parte de nós*
*Tem a forma ideal*
*Quando juntas estão*
*Coincidência total*
*Do côncavo e convexo*
*Assim é nosso amor no sexo..."*
*(Roberto Carlos).*

# Performance do Carezza: Uma Técnica para Prolongar o Prazer

O termo carezza quer dizer: carinho. É uma prática que busca prolongar a relação sexual, também conhecida como continência sexual. É uma forma de relação em que o parceiro de penetração não ejacula dentro do parceiro receptivo, mas em vez disso, procura permanecer na fase platô durante o maior tempo possível.

Semelhante à prática do "Maithuna", relação sexual tântrica. O homem tenta prolongar seu próprio prazer e, também, o da mulher com uma relação mais dedicada às carícias e toques. Assim, a prática do carezza possibilita manter por mais tempo a ereção, preservando a energia sexual e aumentando o tempo da relação de modo semelhante às técnicas orientais.

Nesta modalidade, a mulher também procura ficar excitada por mais tempo, deixando o orgasmo para depois, procurando auxiliar o homem na manutenção da ereção com técnicas especiais e movimentos mais lentos durante o intercurso.

Na "carezza", o homem preserva a ereção sem ejacular, guardando a energia até conseguir dominar a prática. Esta técnica também é conhecida como coitus reservatus, que foi muito utilizada pelos casais de antigamente, que a usavam para evitar a gravidez, mas hoje sabemos que não é uma técnica segura neste sentido. Atualmente, esta performance visa intensificar o prazer.

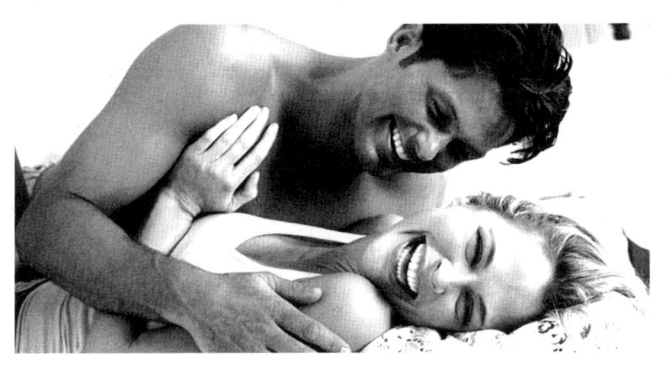

> *Para melhor resultado, neste método use movimentos e ritmos mais lentos para prolongar o prazer, administre a ansiedade e evite os movimentos rápidos no início da relação. Com o tempo, o homem pode adquirir maior controle e satisfazer a mulher por mais tempo e até mesmo ter várias relações mantendo a ereção sem ejacular, porém utilizando-se do período refratário e aproveitando para urinar e após alguns instantes retomar a ereção. Simplificando, podemos dizer que se guarda "o melhor" para depois.*

## Performance Sincronizada: O Domínio dos Grandes Amantes

Nesta performance, o casal procura entrar no mesmo ritmo e sintonia de movimentos e posições interagindo com harmonia e espontaneidade.

A performance sincronizada é um belo exemplo de arte erótica. Com movimentos belos e elegantes, assemelha-se a uma dança com posições que parecem coreografadas; mas, na realidade, acontecem de forma natural e prazerosa. É ideal para casais que gostam de novidades e estão sempre praticando e adquirindo desenvoltura nas técnicas mais avançadas do Kama Sutra, Tantra e Pompoarismo e, assim, facilitam o desempenho e a sintonia na variação das posições e movimentos que passam a ser mais fluidos e sincronizados.

Os casais que possuem mais tempo de convivência podem ter mais facilidade para conseguir melhores resultados nesta performance, chegando com mais facilidade a orgasmos simultâneos. Também se consegue perceber melhor as reações, o ritmo de excitação e acompanham com mais sincronia os movimentos e posições do parceiro.

Esta prática pode ser desenvolvida com o tempo de convivência. O casal vai se conhecendo mais a cada relação e, gradativamente, vai se ajustando. Os níveis de excitação podem variar durante o intercurso, mas a percepção aumenta facilitando alcançar maiores platôs de excitação e prazer.

Assim, os melhores momentos de excitação do casal, especialmente nos picos de energia, os quais ocorrem durante o orgasmo simultâneo, poderão se expandir pelos corpos de maneira sincronizada, gerando intensas ondas de prazer e êxtase!

## Performance com Pompoarismo: Adquira Mais Criatividade para Fazer Amor

Conhecer com mais profundidade e praticar esta preciosa técnica milenar enriquece a arte erótica. O prazer aumentará muito à medida que você desenvolver e treinar os movimentos e surpreender seu parceiro na cama com performances inesquecíveis...

O pompoarismo é o desenvolvimento e treinamento da performance sexual que leva a uma maior sofisticação e diferenciais na arte de fazer amor.

Nas mulheres, o treinamento é uma espécie de "ginástica sexual" que aumenta a força e a flexibilidade da musculatura vaginal. A prática feminina é conhecida há milênios e foi aperfeiçoada por mulheres de diversas culturas entre elas: as indianas, chinesas, japonesas e tailandesas.

Os exercícios femininos aumentam a consciência e o controle voluntário dos músculos vaginais e podem-se utilizar acessórios especiais como "cones" (pesinhos) e "bolinhas tailandesas", entre outros "sex toys" que auxiliam no autoaprimoramento. Os exercícios de "Kegel" (contrações vaginais voluntárias) e, também, o treinamento com os acessórios, se realizados com a frequência adequada, faz com que a mulher adquira mais prazer e personalize a performance sexual com arte e criatividade.

Um dos maiores benefícios da técnica é facilitar e potencializar o orgasmo feminino. A praticante dedicada poderá evoluir do orgasmo por estimulação do clitóris que, em geral, é mais rápido e menos intenso, para orgasmos mais potentes, com fortes contrações involuntárias que podem "enlouquecer" um homem de prazer! Fortalecer os anéis internos vaginais faz com que a vagina fique mais "apertadinha", aumentando a fricção e a sensibilidade da região do Ponto "G" durante o momento da penetração, intensificando, assim, o orgasmo feminino.

Entre os movimentos mais conhecidos da musculatura vaginal, adquiridos no treinamento do pompoarismo feminino, estão as variadas contrações da "yone" (vagina), como as massagens secretas das gueixas e as sucções das tailandesas. A persistência nos exercícios leva a praticante a ter mais criatividade erótica e desenvolver a capacidade de usar a musculatura vaginal para massagear e sugar o pênis do parceiro, que o permitirá ficar mais tempo excitado e, através da pressão vaginal, aumentará a irrigação sanguínea nos corpos cavernosos do membro, assim estendendo o tempo da relação sexual.

Nesta performance, cada mulher poderá criar técnicas personalizadas para diferenciar as contrações e outros movimentos. Dentre alguns exemplos interessantes de evolução das técnicas das pompoaristas estão os incríveis movimentos dos músculos vaginais durante a penetração, tais como os circulares e elípticos, inspirados nas danças sensuais. Estes movimentos podem se aprimorar com a prática e ser usados em vários ritmos e posições sexuais. Estas performances levam o casal a momentos extasiantes...

O pompoarismo masculino ainda é pouco conhecido no Ocidente, mas, entre alguns povos orientais, este importante conhecimento é uma tradição passada de geração em geração para aumentar a virilidade e a longevidade sexual. Para os exercícios masculinos não são necessários o uso de acessórios como no caso das mulheres. A prática é importante à saúde sexual dos homens, sendo apoiada e recomendada por médicos urologistas, especialmente, a nível preventivo. Os exercícios do pompoarismo masculino melhoram a performance sexual, uma vez que fortalecem os músculos ligados ao mecanismo de ereção e previnem problemas, tais como: a ejaculação precoce e impotência. Devemos lembrar sempre que todos os músculos do nosso corpo devem ser exercitados!

Os homens que praticam esta técnica, com disciplina, adquirem um excelente controle do mecanismo de ereção e mais precisão no direcionamento das estocadas, proporcionando mais prazer à sua parceira. Nesta performance, o homem pode segurar com as mãos as laterais da pélvis feminina para acompanhar os movimentos da parceira durante a penetração, enquanto movimenta o pênis ereto para estimular os principais pontos erógenos internos da vagina, especialmente o Ponto "G" (Ponto de Graffenberg).

Na performance de pompoarismo para casais, a mulher durante a penetração movimenta de maneira sensual os músculos vaginais, estimulando o membro masculino; enquanto o homem, faz estocadas diferenciadas e outros movimentos com a pélvis e o pênis acompanhando sua parceira. Assim, o casal movimenta-se, sincronicamente, fazendo evoluções voluptuosas nas mais diversas posições sexuais, podendo inspirar-se nas mais exóticas posições do Kama Sutra.

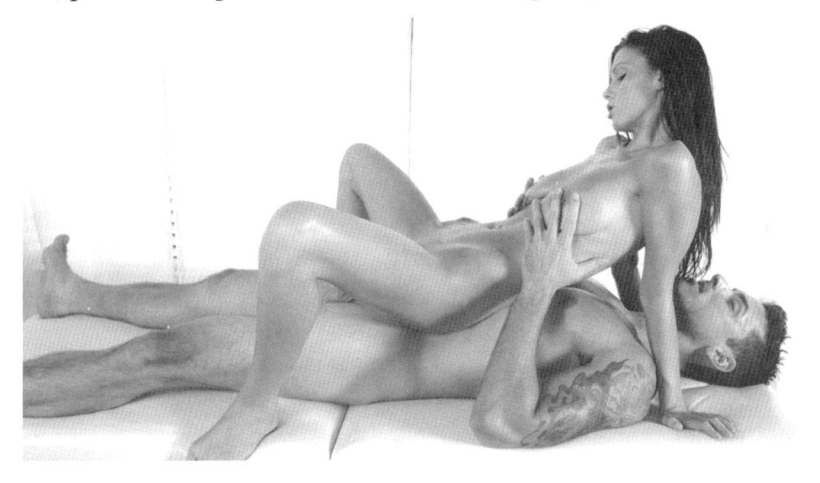

Os que praticam esta técnica com maestria são considerados os "melhores amantes" segundo o tantrismo. É uma performance incrível para aumentar a paixão dos casais. Para maior aprofundamento, temos dois livros de nossa autoria direcionados a este tema: Pompoarismo: o Caminho do Prazer e Potência Sexual Masculina (KADOSH; IMAGUIRE, 2013); (KADOSH, 2013).

## Performances Inéditas e Segredos Sexuais

### Como Aumentar o Poder Psicofísico através do Sexo

Através das sensações prazerosas, podemos desenvolver e potencializar aspectos psicológicos positivos, aumentando a energia física e o poder mental. A psicofísica é o estudo de como os estímulos e sensações influenciam nossas experiências psicológicas, sendo considerada uma ciência exata das relações entre o mundo físico e o psíquico. Esta definição é dos cientistas Weber e Fechner da Universidade de Leipzig, ambos do século XIX, os quais procuraram mensurar as relações entre os estímulos e suas respostas nas sensações humanas. No ser humano, mente e corpo interagem de forma constante e, atualmente, podemos ampliar estes estudos em relação à sexualidade.

A performance sexual é uma das melhores maneiras de ativar sensações que influenciam nossas emoções e sentimentos, relacionando-se com a saúde física e mental direta ou indiretamente.

Podemos também incluir, neste sentido, a psicossomática, área de conhecimento que centraliza seus estudos na zona psíquica, a qual possui forte influência na parte física do organismo. Assim, concluímos que, se estamos saudáveis física e emocionalmente, podemos também usufruir de excelente sexualidade.

As variadas emoções e sensações obtidas através do sexo, se intensificadas através da utilização de estímulos provenientes dos elementos naturais, tais como o ar, fogo, água, terra e os movimentos de alguns animais, podem enriquecer cada vez mais a performance, maximizando o prazer.

As sensações relacionadas aos prazeres simples e primitivos, da maneira como acontece com os povos nativos, podem auxiliar a desenvolver uma consciência mais pura e livre de um "pré-julgamento". Este fato abre espaço para novas experiências de prazer. Procurar conectar as sensações proporcionadas pelos elementos da natureza, com as emoções do amor e do sexo, podem aumentar a capacidade cognitiva.

> *As performances sexuais relacionadas aos elementos da natureza além de aumentar as sensações e a criatividade poderão envolver o casal em momentos únicos e em novas experiências, levando-os ao verdadeiro caminho do êxtase.*

Estas performances são inspiradas em segredos eróticos milenares das mais diversas culturas. São verdadeiros tesouros que oferecemos com toda a nossa dedicação e amor como um presente para enriquecer seu relacionamento!

# Performances Criativas com Novas Experiências Sensoriais:

## Incorporando os Elementos da Natureza: Ar, Fogo, Água, Terra

A poderosa energia do sexo, somada à força da representação dos elementos da natureza, amplia a imaginação e multiplicam as formas de fazer sexo com mais prazer, expandindo a consciência e os aspectos sensoriais dos amantes. Exercitar a criatividade com estas performances, como uma espécie de meditação dinâmica para os casais, facilita ativar a intuição, pensamentos e ideias reveladoras que são conhecidas como "insigths".

As performances, a seguir, poderão servir de base para aumentar o potencial criativo do casal. São inspiradas em técnicas secretas que foram desenvolvidas para aprimorar as chamadas Artes do Amor na Antiguidade. Muitas foram criadas a partir do estudo e da observação dos elementos naturais e dos movimentos de alguns animais. Adaptamos estas técnicas aos dias de hoje, de uma maneira que os casais possam desfrutar destas belas performances da forma que desejar e utilizá-las usando a criatividade e a intuição. O ideal é realizá-las de maneira personalizada, de acordo com o local e os estímulos do momento. Com certeza a força e a energia dos elementos poderão levar o casal a ter momentos inesquecíveis.

Para melhor se conectar com cada elemento, o casal pode usar várias alternativas, por exemplo: reproduzir e sentir cada um deles através de movimentos, danças e sons. O ideal é fazer amor em um ambiente que remeta ao elemento escolhido para sintonizar com as sensações agradáveis por ele proporcionadas.

## *Ar:*

Para o casal se conectar com o elemento ar deve procurar um ambiente natural de preferência ao ar livre.

Uma boa ideia é usar o próprio quintal e aproveitar uma noite agradável e à luz do luar. Coloque um pequeno colchão sobre a grama, cubra com uma bela colcha e decore usando flores, frutas, objetos eróticos, etc. Em ambientes internos use acessórios como leques ou plumas, que poderão reproduzir as sensações do ar em movimento... Você pode iniciar com uma massagem suave, usando plumas e procurando sentir ao máximo o prazer deste elemento.

O elemento ar desperta a imaginação e a liberdade. É um elemento que potencializa a criatividade e a expansão da consciência corporal.

Dançar antes de fazer amor com movimentos soltos, livres e fluidos, procurando imitar e representar a liberdade e a suavidade do ar e os movimentos dos ventos durante as preliminares facilitam a conexão com o elemento escolhido.

Faça uma surpresa para o seu amado: prepare-se para esta performance e coloque um "toque pessoal" para que fique exclusiva...

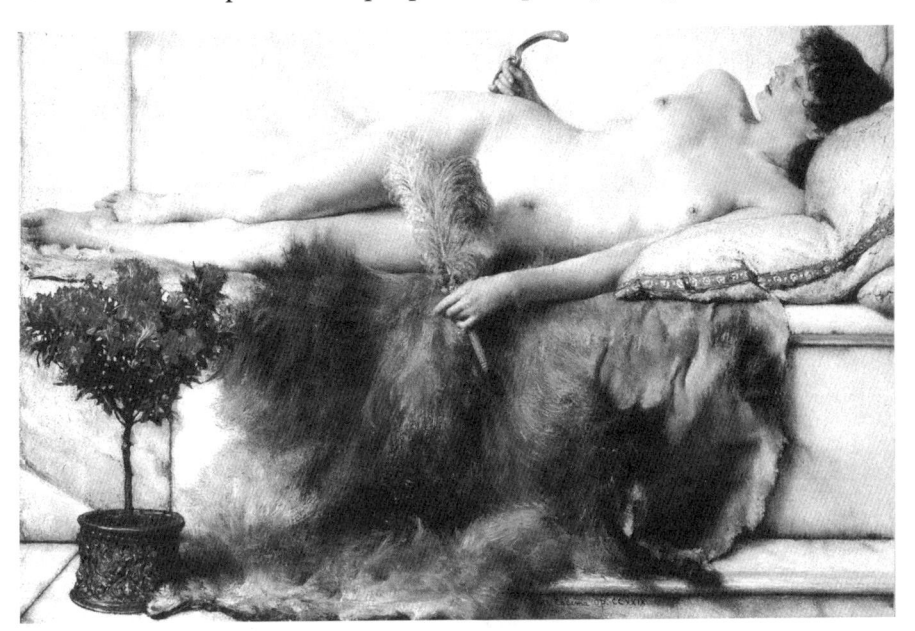

## *Fogo:*

Se você quer fazer uma performance incorporando o mais "quente dos elementos": o fogo, procure por locais que remetam ao calor e à vitalidade. Podemos dar uma sugestão deliciosa de inverno. Que tal aproveitar um final de semana e se hospedar em um hotel, pousada ou casa com lareira! Para simplificar, você pode representar este elemento na sua própria casa usando imagens, luz de velas ou lâmpadas vermelhas que poderão simbolizar este elemento.

Uma das maneiras do casal iniciar esta performance é colocar uma música "quente" e acompanhar o ritmo, movimentando o corpo de maneira sensual, com os braços para cima imitando as chamas do fogo. Perceba as sensações de prazer e calor subindo através do corpo. Na sequência, o casal pode começar a tirar as roupas, lentamente, e iniciar a performance com toques quentes e movimentos mais ousados e "calientes", como dizem os espanhóis. Transar próximo a uma fogueira em uma casa de campo, ou sob a luz do sol em uma praia deserta, poderá nos conectar com este elemento facilmente.

Com o elemento "fogo", despertamos nossas forças primitivas relacionadas à sobrevivência, potencializando os nossos mais fortes desejos e ativando a "chama da paixão" e dos desejos mais inconfessáveis.

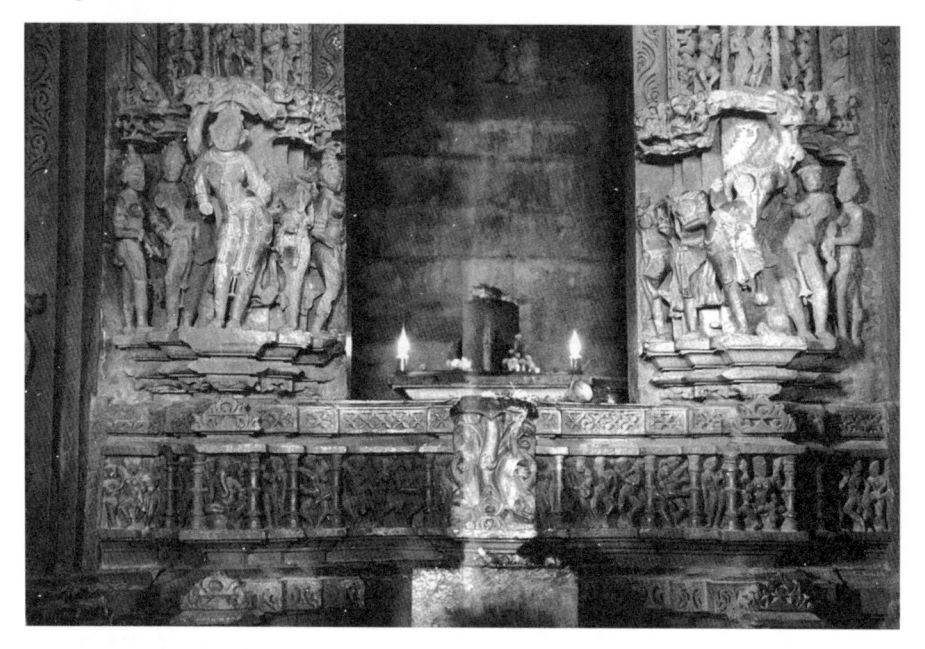

## *Água:*

Nas performances enfatizando o elemento água, procure locais que contenham elementos aquáticos, por exemplo: praias, cachoeiras, piscinas, etc.. No entanto, se preferir fazer amor na sua casa, poderá fazer o uso de banheiras ou até de uma ducha.

Poderíamos dar muitas sugestões para este elemento, mas a criatividade brota de uma maneira espetacular só de entramos em contato com ele. Mas, para dar uma "ajudinha"... Que tal tentar uma massagem erótica na banheira com espuma de banho? Ou transar debaixo de uma cachoeira? Ou simplesmente sentir novas sensações e movimentos que a água proporciona a um casal apaixonado, sozinhos e nus em um maravilhoso banho noturno, em uma linda piscina, ofurô, etc...? Humm... Que delícia!

O elemento água está relacionado à proteção da vida uterina, gerando sensação de aconchego e segurança. O contato e as sensações com este elemento, nos confortam e tranquilizam revitalizando a energia vital e a disposição para o sexo.

## *Terra:*

Para conectar-se com o elemento terra procure locais próximos a montanhas, casas de campo ou outros locais com belas paisagens, árvores e flores. Lembre-se que os ambientes próximos à natureza têm o poder de nos aliviar do "stress" do dia a dia, e uma das melhores respostas do organismo é a retomada com mais intensidade do entusiasmo para aproveitar melhor a vida e o sexo. Para os casais, estas saídas a sós em finais de semana são essenciais para eliminar a monotonia.

Muitas pessoas acreditam que é difícil se desligar de seus celulares e computadores, mas acredite que isto pode ser uma forma especial de terapia. Podemos perceber também a liberdade que isto nos proporciona. Uma sugestão é nos desligarmos um pouco de nossos celulares, tablets, TVs, etc., enfim, sair por algum tempo do "quadrado" das telas e aproveitar todas as formas que a natureza e a vida têm para nos oferecer com suas cores, sabores e texturas. Fazer isto auxilia a nos conectar com o elemento "terra". Simples para alguns, e um desafio para outros. Acredite, vale a pena tentar!

Se preferirem ficar em casa e desejam se conectar a este elemento, vocês poderão, por exemplo, transar debaixo da copa de uma árvore, o que pode ser uma experiência simples e bela. O perfume das flores, a textura do gramado, os sons dos pássaros poderão fazer desta performance um momento inesquecível...

Mas, se vocês não tem quintal, ou residem em um apartamento, uma opção é decorar o ambiente com itens que remetam ao elemento terra, tais como: frutas, folhagens, flores, etc. A própria beleza, sabores e perfumes destes elementos produzidos pela terra e sua fertilidade, nos convidam a experimentar o sexo com novas sensações.

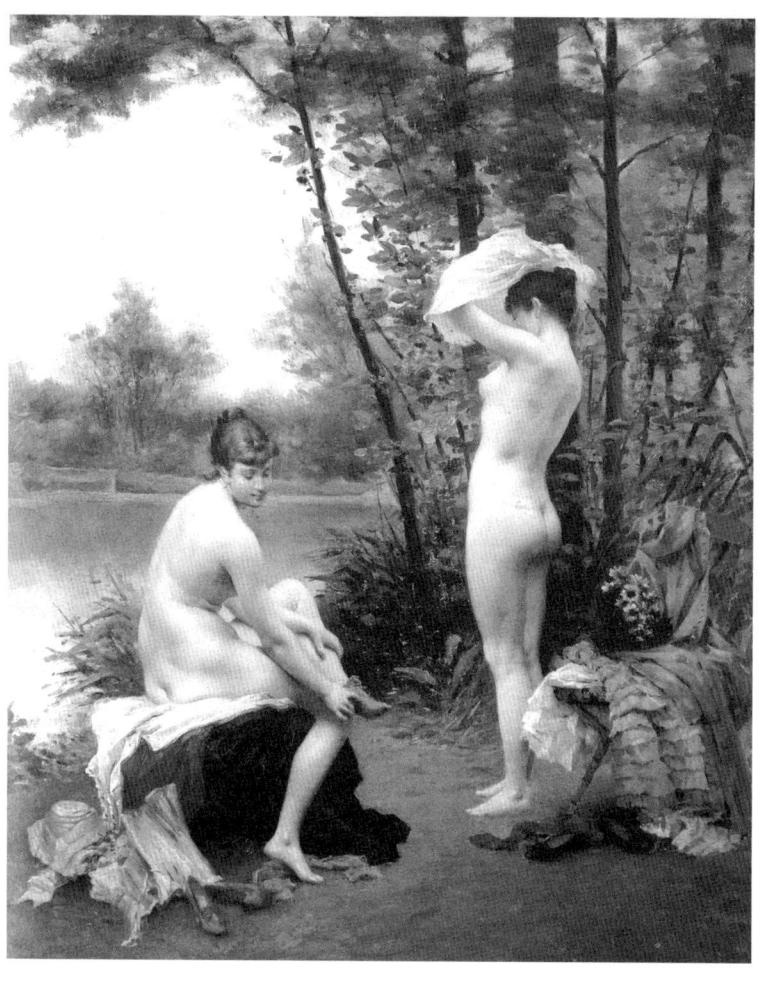

Este elemento nos remete à relevância da matéria em nossas vidas, como: a riqueza da terra com seus alimentos, flores, frutos e hortaliças, etc. O elemento "terra" nos convida a aproveitar mais da prosperidade e abundância em nossas vidas em coisas como o conforto, bem estar e o luxo. Tudo isto pode estar ao nosso alcance e, também, nas coisas mais simples que passam, muitas vezes, despercebidas e são uma verdadeira riqueza como, por exemplo: estar saudável, sentindo-se feliz e transando "loucamente" com seu amado.

Algumas das técnicas em sua essência já são usadas intuitivamente por muitos casais, enquanto outras são inéditas e pouco conhecidas. Experimentar e criar novas performances personalizadas e descobrir novos prazeres sensoriais pode ser uma deliciosa "brincadeira", que transporta o casal ao riquíssimo universo erótico.

Na hora de fazer amor, o conceito de "menos é mais" também é válido. O ideal é colocar um elemento de cada vez nas suas performances e aproveitar ao máximo as sensações, sem pressa ou ansiedade, para expressar as emoções com mais intensidade.

Para muitas pessoas imaginar, visualizar, ou sentir os elementos enquanto fazem amor, poderá ser uma forma de motivação para variar e conhecer novas posições e explorar diferentes movimentos e sensações. Uma das maneiras mais fáceis de seduzir seu parceiro é usar ao máximo a imaginação e ficar longe da monotonia e previsibilidade. Este é um dos maiores segredos dos grandes amantes.

# O Sexo e os Movimentos de Animais

## Performance com os Movimentos da Serpente

Para começar, a mulher pode se posicionar sobre o parceiro, o qual estará deitado com o peito para cima. Em seguida, una as mãos em forma de concha e comece a massageá-lo com movimentos semelhantes aos de uma serpente. As mãos vão subindo lentamente e estimulando o corpo do parceiro com movimentos sinuosos. Na sequência, continue rastejando de um lado para o outro sobre o corpo do homem, de maneira sensual, com movimentos ondulantes, lentos e ascendentes. Pode-se começar a massagem pelas pernas e ir subindo, devagar, "serpenteando", até chegar ao pescoço.

Depois será a vez do homem que, de maneira lenta, se movimentará da mesma forma sobre a mulher, começando pelos pés e indo em direção à cabeça. Quando alcançar o pescoço, procure demonstrar seu desejo e paixão com beijos ardentes e selvagens. O homem, neste momento, deverá estar totalmente concentrado em estimular e excitar ao máximo sua parceira.

Na sequência, o homem deita-se de bruços e a mulher começa a tocar as pernas do parceiro e vai subindo, ondulando como uma serpente. A seguir, o homem deita-se com o peito para cima e a parceira posiciona-se sobre ele e continua com os movimentos estimulantes. Suba, com desejo e ousadia, até que ela mesma introduza o membro masculino na vagina, apertando-o com as coxas, e os anéis internos vaginais (pompoarismo) vão pressionando o pênis com movimentos ondulantes e lentos para preservar e potencializar a ereção. Em seguida, com volúpia, poderá contrair e relaxar os músculos vaginais alternadamente.

### *Intensificando os Movimentos da Serpente "Kundalini"*

A performance continua com movimentos sinuosos que se intensificam com a subida da energia sexual (denominada energia Kundalini), que se torna cada vez mais forte. Na sequência, os dois entrelaçam mais fortemente os braços e as pernas, em movimentos sincronizados, alinhando os "chacras". Neste momento, a energia sexual é alta e começa a circular pelos corpos. Assim, geram mais estímulos que são levados para o cérebro facilitando o desenvolvimento dos aspectos psicofísicos que ampliam o poder mental.

Nesta performance, os corpos mantém-se unidos e acoplados com movimentos ondulantes. O tronco, os braços e as pernas se envolvem como serpentes entrelaçadas, de maneira lenta e sensual, até chegar aos abraços e beijos mais vigorosos, os quais aumentam a circulação de energia e despertam mais sensações eróticas.

Os movimentos ondulantes do casal auxiliam a subida da energia sexual "Kundalini" dos "chacras" básicos da região da pélvis em direção aos "chacras" superiores. Essas subidas de energia colaboram com o aumento do prazer e proporcionam uma ativação extra para os neurônios, produzindo, assim, efeitos benéficos para os processos e conexões cerebrais.

Praticar com frequência esta performance, a qual alinha e aproxima os "chacras" do casal, ativa estes centros de energia. Os movimentos sincrônicos do casal, entrelaçados como duas serpentes copulando, produzem uma forte onda ascendente que impulsiona de baixo para cima a energia "Kundalini" (energia vital e sexual que se aloja na região próxima ao períneo – simbolizada na antiga cultura indiana por uma serpente). Estes movimentos ondulantes podem ser considerados terapêuticos, possuindo vários benefícios relacionados como sistema nervoso simpático e parassimpático. Estes sistemas, quando bem equilibrados, elevam o poder psicofísico, mantém a saúde e aumentam a imunidade.

> *Uma curiosidade interessante é observar que o símbolo de várias profissões ligadas à saúde, dentre eles Farmácia e Medicina, são representados por serpentes. Alguns povos antigos relacionavam a elas o poder de cura e renovação, podendo ser relacionadas ao mal (veneno) ou ao bem (cura). Na antiga mitologia, o simbolismo de duas serpentes entrelaçadas em um bastão representava energias complementares que levam a processos curativos, se praticadas com sabedoria. O mesmo acontece com o sexo, que pode ser praticado de maneira negativa, prejudicando a saúde física e mental e positiva se canalizado para revitalizar o organismo, bem como aumentar o amor e o bem-estar.*

## Performance ao Estilo dos Felinos

### *Movimentos dos Gatos*

Há milênios os seres humanos adoram estar na companhia destes felinos. Sabemos que no antigo Egito eram adorados e reverenciados. Os gatos com o seu "charme" característico encantam com a graça e a elegância. Muitas pessoas adoram ter estes felinos como "Pets", mas devemos ser cuidadosos com sua imprevisibilidade e o lado selvagem destes pequenos sedutores.

Observando os gatos, podemos aprender muito com nossos antigos amigos. A elegância no andar, o charme dos movimentos, como se mantêm limpos e cuidam da aparência. Podemos até dizer que têm muita autoestima e sensualidade. São muito ligados ao prazer, adoram toques suaves, massagens e carícias.

Quando eu era adolescente não tínhamos nenhum gato em nossa casa, mas os dos arredores e da vizinhança, já eram suficientes para nos "enlouquecer" em muitas madrugadas com a "tremenda algazarra" noturna. Pulavam em cima dos muros e telhados, miavam e uivavam alucinadamente, quando estavam excitados ou copulavam.

Foram muitas noites sem conseguir dormir na hora certa e depois acordar cedo para ir à escola. Mas, hoje, compreendo que tudo isto pode ter contribuído para motivar minha curiosidade e interesse sobre o assunto. Ao mesmo tempo em que me incomodava com o barulho, por outro lado eu os admirava. Eles podiam fazer tudo aquilo sem se envergonhar dos vizinhos, expressando seus desejos e toda a sexualidade sem pudor. Cheguei à conclusão que os gatos devem ser mais felizes em muitos aspectos do que nós humanos, pois não têm que dar satisfação a ninguém e nem aos seus pais por seus atos libidinosos. Ninguém fala mal, ou faz "fofocas" sobre o comportamento deles. E o que eu mais adoro observar...? Eles mesmos não estão nem um pouco preocupados com o que os outros pensam deles. São verdadeiramente livres!

Certamente para nós, humanos, na sociedade e cultura em que vivemos, isto não seria possível. Mas podemos aprender muito com os gatos e outros animais como os antigos faziam na época do Kama Sutra e outros manuais. Muito interessante e engraçada foi uma peça de teatro de muito sucesso "Qualquer Gato Vira Lata tem a Vida Sexual Melhor que a Nossa", do genial Juca de Oliveira, que assisti duas vezes em São Paulo e que recomendo. É realmente didática e preciosa.

Hoje sou grata àqueles "amiguinhos" e a tudo que me ensinaram. Os gatos da vizinhança ainda andam pelo quintal da casa de meus pais e, logo que eu chego ao portão, o lindo siamês dos vizinhos se atira no chão como quem "exige" atenção e carícias. Admiro como os gatos conseguem expressar seu desejo por carinho de uma maneira tão natural e charmosa, esbanjando a sua espontaneidade. Agora vamos às lições destes admirados felinos!

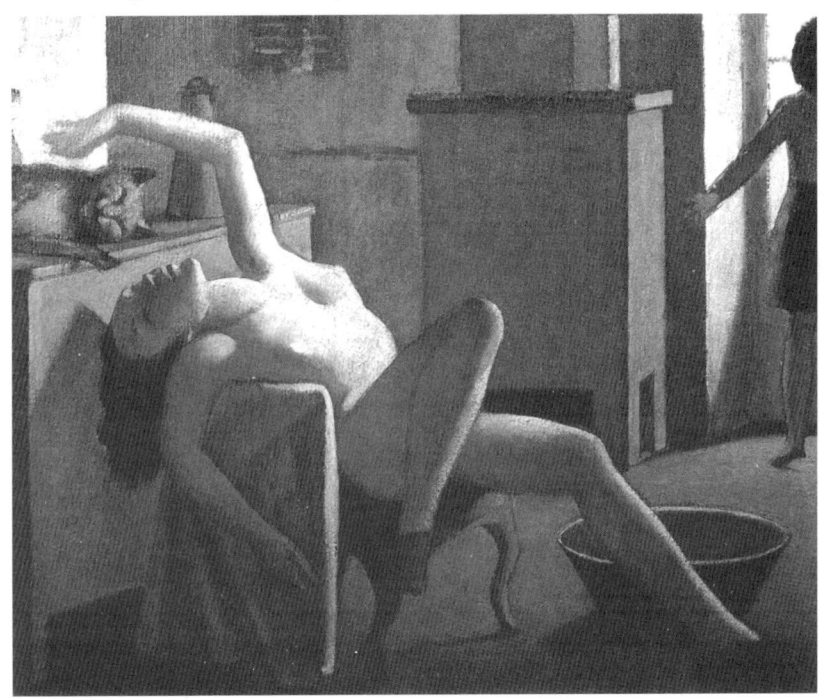

## *Performance do Gato*

Os ensinamentos dos gatos para a arte do amor constam em antigos manuais. Vejamos alguns exemplos:

- Andar com charme, sentindo prazer em cada passo, seduzindo com olhares, ser imprevisível e seduzir com graça e mistério.

- Deitar-se e esperar, languidamente, de uma maneira confiante e provocante, que o parceiro venha lhe agradar e satisfazer.

- Adorar toques e carícias pelo corpo inteiro, e a palavra certa é "exigir" carícias e massagens do amante.

- Mostrar abertamente o prazer com gestos e sons, tais como: arquear a coluna e se contorcer e liberar sons de prazer e tesão.

- Tocar o parceiro estimulando a superfície da pele usando as unhas de leve – causando arrepio e depois variar com outros estímulos.

- Dar "mordidinhas" começando de leve na região da nuca e sussurrar palavras picantes e seguir com mordidas mais vigorosas.

Durante esta performance expresse seu desejo e prazer com mais naturalidade. Contorça o corpo e libere sons e palavras picantes e mais ousadas durante o intercurso, bem como no momento do orgasmo, para intensificar o erotismo. Faça como os gatos: coloque o "tesão para fora" e viva a vida com prazer!

A performance dos gatos é um jeito lúdico e prazeroso de encarar o sexo. Manter o segredo do "amiguinho" que inspirou estas dicas é uma maneira de aumentar o "mistério".

## *Performance dos Felinos:*

Os jogos amorosos dos grandes felinos como tigres, onças, leões e panteras possuem como característica a força de uma atitude mais ousada e selvagem. Lembra uma luta marcial, com "ataques" poderosos, os quais imobilizam a "presa" que, a princípio, parece não gostar, mas que, na realidade, está paralisada de desejo e excitação.

A maneira mais selvagem como os tigres, repentinamente, agarram suas fêmeas pode ser muito excitante também para os humanos. Ser agarrado pelo parceiro, em um momento inesperado, pode despertar sensações intensas ocasionadas pela liberação de adrenalina. No entanto, é necessário que haja intimidade e consentimento mútuo e, para isto, o casal deve ter forte atração um pelo outro. Ser agarrado, repentinamente, por uma pessoa que não sentimos atração ou, ainda pior, por um desconhecido pode ser uma situação constrangedora. Então, tenha certeza que a sua "pegada" é bem vinda e assim será apreciada com prazer.

Quando os casais fazem amor, emitem sons variados devido à excitação, a respiração fica mais ofegante e os movimentos corporais são mais voluptuosos. Liberar com mais espontaneidade estes sons auxilia a eliminar muitos bloqueios físicos e emocionais. Podemos usar palavras picantes, gemidos, e assim por diante. Geralmente, as pessoas que emitem sons com mais liberdade e naturalidade durante o sexo têm mais facilidade para sentir prazer e orgasmo. Quando a pessoa reprime os sons e as palavras, por timidez ou bloqueios, poderá ter mais dificuldade para soltar – se durante o ato sexual represando o prazer. O exercício que passamos a seguir auxilia neste sentido.

Existem exercícios tântricos que ensinam a soltar os sons de prazer como o exercício do leão. Respire lenta e profundamente (respiração abdominal como na Yoga) inspirando pelas narinas e soltando o ar pela boca imitando o som de um leão rugindo, enquanto balança a cabeça vigorosamente. Faça o exercício sentado na beira de uma cadeira, conservando as pernas abertas. Inspire na posição ereta e solte o ar abaixando e balançando a cabeça entre as pernas. Repita por algumas vezes. Concentre-se e coloque suas emoções e sensações para fora "visceralmente"... Este exercício pode ser usado para eliminar emoções negativas (ódio, raiva, frustração, etc.) e, também, pode ser usado de outras formas, como por exemplo, para expressar sons de alegria, prazer e tesão, etc. É uma terapia natural para ter mais prazer e intensificar o orgasmo. Fazer este exercício, uma vez por semana, auxilia a liberar sons e emoções represadas. Liberte os sons de paixão e tesão durante o sexo e, quem sabe, vocês poderão ter com mais facilidade orgasmos tão fabulosos como o de um casal de felinos.

Os jogos e batalhas amorosas ao estilo dos grandes felinos podem ser excitantes para muitos casais, desde que ninguém saia ferido ou magoado por "brincadeiras" selvagens demais... O uso das unhas e dentes na performance sexual são bem conhecidos nos manuais antigos como a Kama Sutra. Usar as unhas para arranhar as costas, ou as partes internas das coxas, dar mordidas excitantes com sucções e beijos voluptuosos podem "enlouquecer" os amantes mais ousados. Faça como os felinos: domine seu parceiro! Submeta-o ao prazer!... Abrace com força as costas, agarre o peito com as mãos, morda excitando a região de trás do pescoço e dos ombros, com paixão e desejo de um "leão".

*Se você nunca ousou fazer carícias mais "selvagens", comece a experimentar na próxima performance. Adotar uma atitude felina pode ser uma excelente opção para variar e "turbinar" a relação. Os felinos podem nos fazer descobrir que, mostrar um lado mais selvagem e imprevisível, pode ser uma aventura cheia de emoções e adrenalina.*

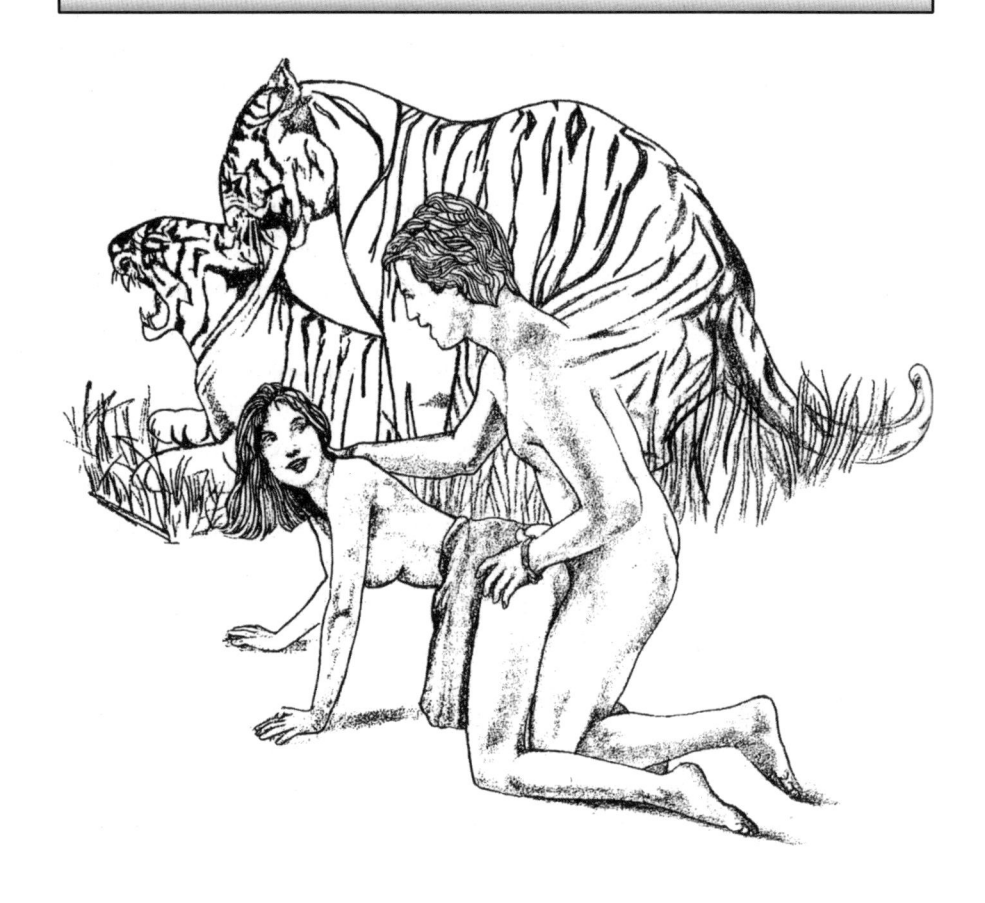

# Performances do Kama Shastra

Com a Arte Erótica Clássica dos Antigos Manuais, como por exemplo, o Kama Sutra, Ananga Ranga, Jardim das Delícias e Tao, selecionamos alguns dos mais famosos manuais de arte erótica e descobrimos que um dos aspectos mais importantes em todos eles é a relação profunda entre corpo, mente e o sexo. As sugestões dos antigos mestres da sexualidade trazem muitos benefícios aos casais de hoje, que podem inovar com estes conhecimentos milenares para diferenciar a performance sexual.

Estudar arte erótica, além de ampliar a cultura, fatos históricos e a compreensão de cada povo, também é uma das melhores maneiras de encantar o parceiro, descobrir segredos e conhecer toda a sofisticação da "Arte Erótica" dos antigos manuais. A seguir, descreveremos algumas das mais famosas e "deliciosas" sugestões e posições do Kama Shastra que envolvem o conhecimento dos antigos manuais, dentre eles, o Kama Sutra (Indiano), O Jardim das Delicias (Árabe) e o Tao (Chinês). Este último é o mais antigo dos três livros.

A primeira tradução destes manuais foi publicada em 1883 para o mundo ocidental. São raros, ricos em detalhes e repletos de segredos sexuais que são considerados um verdadeiro tesouro. As traduções foram realizadas por Sir Richard Burton (explorador Vitoriano) e seu colega Forster Fitzgerald Arbuthnot que, através de suas aventuras e esforços, nos deixaram este valioso legado.

A sociedade Kama Shastra (Shastra significa "livro sagrado"ou doutrinas) foi criada para traduzir textos antigos e raros da cultura oriental, ligados à sexualidade. Através de textos primorosos, os mestres orientais nos presentearam com a visão da vida amorosa de diversas épocas e países. O erotismo era extremamente valorizado e estudado na Antiguidade. Povos de várias culturas se dedicavam a aprender práticas e posições sexuais elaboradas para aumentar o prazer e elevar-se espiritualmente, completando a "união corpo e mente".

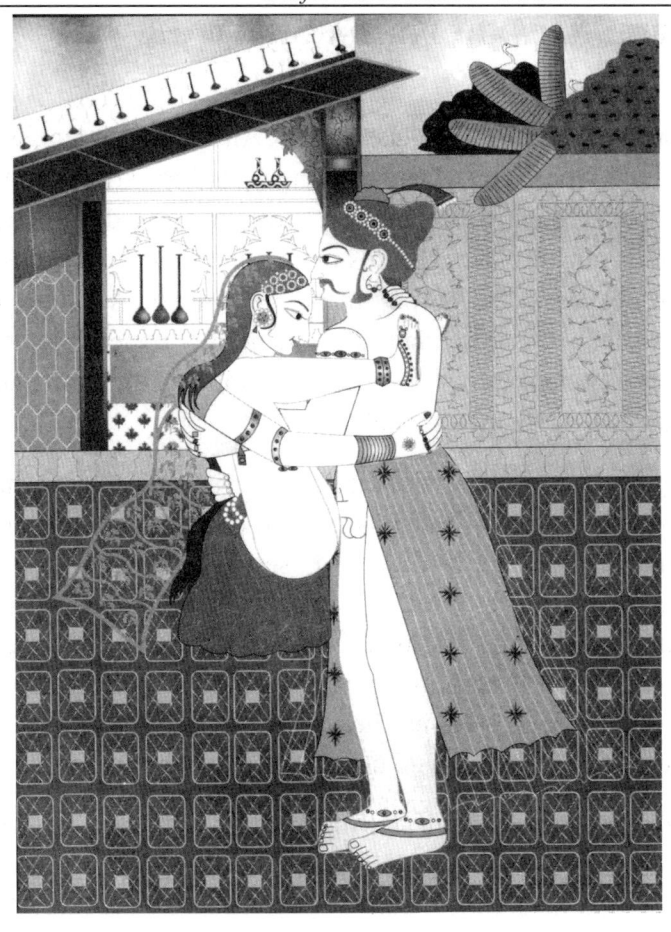

## Os Antigos Manuais

### *O Kama Sutra*

Este magnífico manual foi escrito para os nobres indianos pelo mestre Vatsyayana entre 100 D.C. e 400 D.C. Muitos pensam que este famoso manual é direcionado apenas ao aprimoramento da sexualidade. Na realidade, ele visava a um amplo aperfeiçoamento pessoal, trazendo informações sobre artes, conduta, etiqueta, ginástica e saúde. Os requintados textos contêm ensinamentos que as pessoas da nobreza daquela época deveriam aprender e praticar para se tornarem mais cultas e refinadas. O Kama Sutra salienta a importância de o homem estender o prazer, proporcionando à mulher, carícias com variados tipos de abraços, beijos e toques criativos.

O que desperta curiosidade e até polêmica a respeito das várias sugestões do Kama Sutra, são as inúmeras posições sexuais exóticas. Muitas delas são difíceis de entender e reproduzir, devido à flexibilidade e condicionamento necessários para praticá-las. Mas, na realidade, em sua genialidade, os antigos mestres indianos sabiam que a variação das posições podem se tornar uma espécie de "jogo erótico" para o casal. Variar posições e movimentos proporciona diversão e criatividade, aumenta o tempo de ereção no homem e prolonga o prazer da mulher.

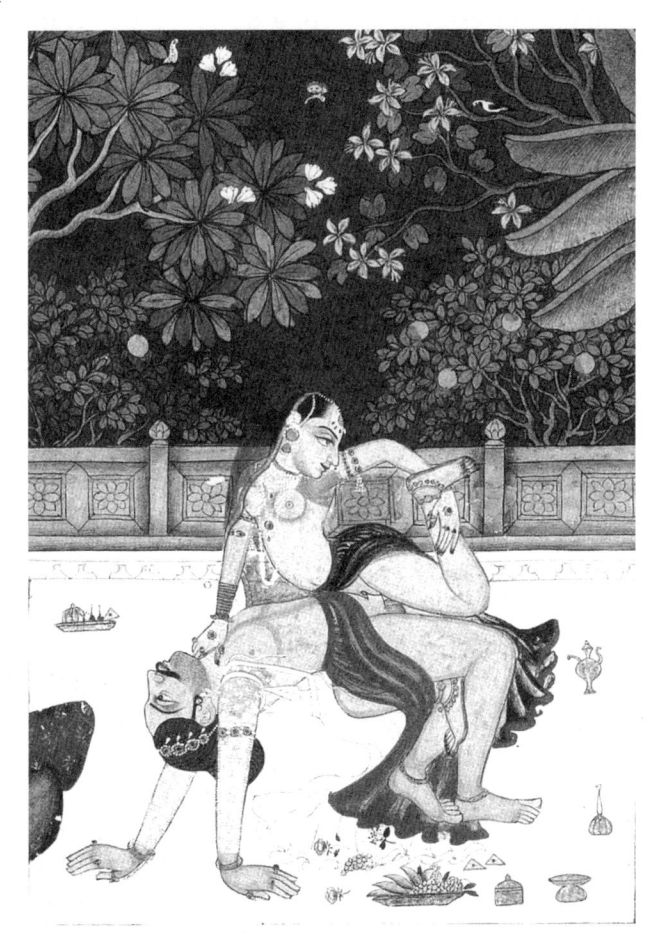

Manter um livro de Kama Sutra ao lado da sua cama quando vai fazer amor, além de ser uma decoração sugestiva, é uma divertida brincadeira para casais que adoram inovar. E vocês nem precisam trabalhar no "Cirque de Soleil" para realizar todas elas. Simplesmente, pode ser divertido para um casal bem humorado, experimentar as que são mais "gostosas".

A posição Mulher de Indra, que permite uma penetração mais profunda, é um exemplo de posição que caracteriza este manual.

## *O Ananga Ranga*

Este manual foi escrito por volta de 1.172 por Kalyana Malla na Índia e traduzido para o Ocidente por Burton e Arbuthnot, dois anos depois do Kama Sutra. Este manual tinha como um dos objetivos mais importantes evitar a separação dos casais.

O Ananga Ranga tem as mesmas origens do Kama Sutra e pode ser considerado um manual influente na melhora da conduta masculina. Aconteceu um fato importante na Idade Média. Quando os bravos guerreiros que sobreviveram às cruzadas retornaram para suas cidades na Europa e trouxeram, além da exaustiva experiência, novas ideias e ensinamentos dos povos orientais, muitos destes novos conhecimentos e ideias, especialmente as relativas ao amor e ao sexo, agradaram especialmente as mulheres. Citamos alguns exemplos: comportamentos e maneiras mais atenciosas, amorosas e românticas. Devido a estas novas atitudes surgidas nesta época, homens considerados refinados e gentis tornaram-se o "ideal masculino", despertavam o amor e encantavam as damas. Os homens cultos e educados são conhecidos até hoje como "cavalheiros". O contato com os ensinamentos dos povos orientais iniciou no Ocidente o desenvolvimento do afeto, do romantismo e do aprimoramento da arte de fazer amor.

A importância de valorizar os sentimentos femininos e o respeito à mulher são atitudes de um "cavalheiro", características essenciais para um homem que deseja ser verdadeiramente amado.

A posição refinada é aquela em que o homem senta-se sobre os calcanhares e a parceira coloca as pernas nas laterais do quadril do homem e abre as coxas. Em seguida, firma os pés no chão e, ao mesmo tempo, eleva os quadris e os genitais se aproximam. No momento da penetração, o homem pode apreciar e acariciar sua parceira. Esta posição pode representar a atenção dada à mulher neste precioso manual.

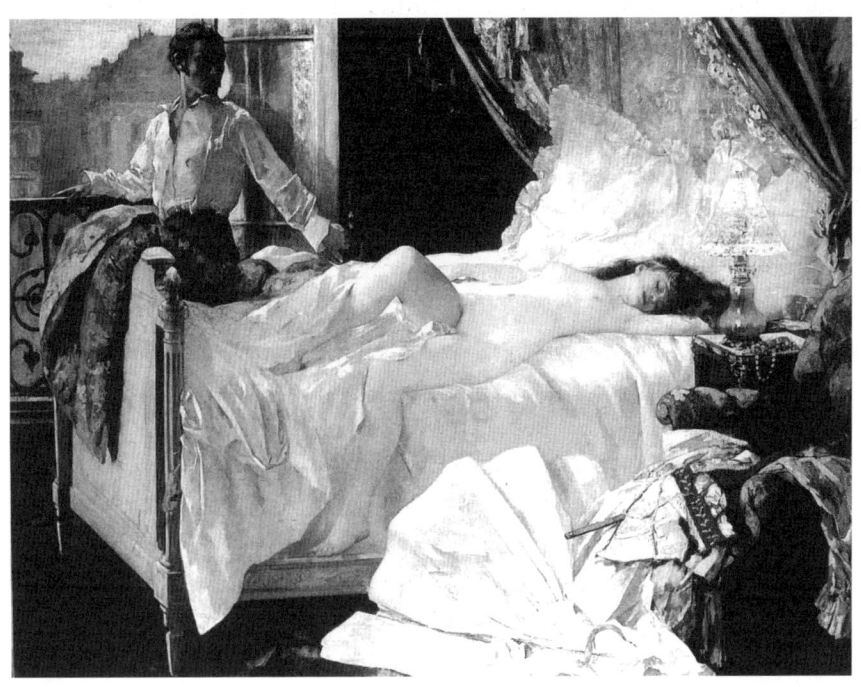

## *O Jardim das Delícias*

O manuscrito original foi escrito por Sheik Nefzawi em meados do século XVI. Encontrado na Argélia, este interessante manual refletia a vida sexual dos antigos árabes. Os textos possuem linguagem poética e requintada e, o que mais impressiona, são os conhecimentos aprofundados da anatomia humana. Lembrando que os árabes na Antiguidade eram famosos como médicos e tinham muitos conhecimentos na área da saúde, o Jardim das Delícias é importante até hoje, por relacionar o sexo à saúde. Os textos salientam a importância de relacionar a alimentação adequada a um organismo saudável e, também, o uso de afrodisíacos naturais para aumentar o desejo e a energia para o sexo.

A imaginação criativa, bem como as inúmeras posições e técnicas descritas, tornam mais excitante a experiência sexual para homens e mulheres e são características marcantes deste manual. Na cultura predominantemente masculina da África do Norte, onde foram escritos os textos do "Jardim das Delícias", os conselhos e instruções são mais direcionadas aos homens. Por outro lado, o Sheik Nefzawi aconselhava que o homem deve saber como controlar sua ejaculação, assim como estar mais atento e disposto a satisfazer sua parceira. Uma posição típica deste manual é a penetração profunda.

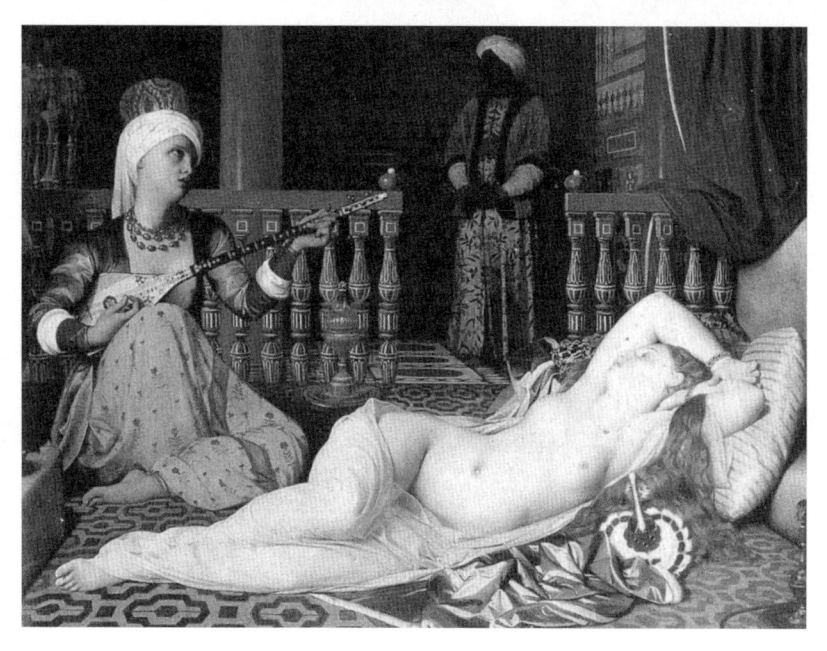

## *O Tao*

De origem chinesa, é o mais antigo dos manuscritos, através do qual podemos perceber a importância da saúde e da dieta equilibrada para a sexualidade. O livro possui conceitos que parecem inovadores, mas, na realidade, já são conhecidos há milênios pelos povos orientais. Exemplos desses conceitos referem-se a, dentre outros, como usar e ampliar a energia sexual e vital para melhorar aspectos psicológicos a fim de obter mais sucesso pessoal e longevidade. A filosofia comportamental "Tao", para seus praticantes, é chamada de "O Caminho".

Os mestres taoístas ensinavam que a estimulação sexual, assim como o ato em si, deve ser prolongado ao máximo para aumentar a energia vital, revitalizando o corpo e a mente.

Algumas posições sexuais do Tao têm nomes relacionados com as observações que faziam da natureza e dos animais, como em outros manuais antigos. Exemplos: Borboletas voando e gaivotas ao vento.

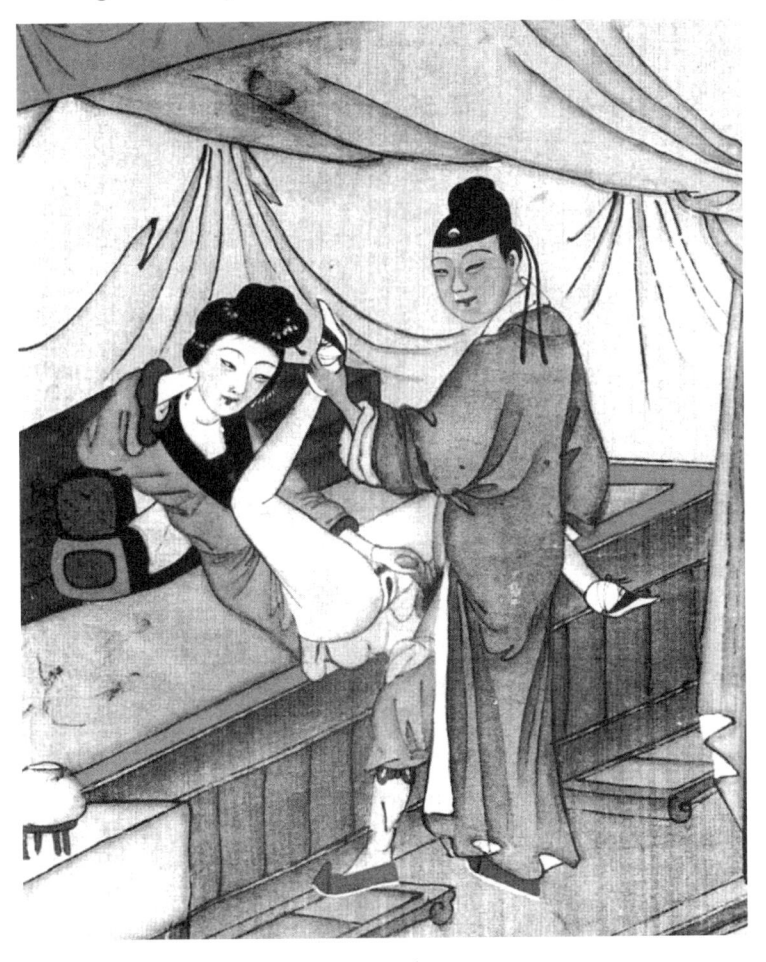

> Os orientais antigos consideravam o ato sexual como uma forma de arte, assim como a maioria dos povos orientais. Dentre os melhores exemplos, estão artistas e mestres japoneses que representavam a arte erótica com "shungas" (belos desenhos artísticos que eram usados para aumentar os estímulos e ensinavam com instruções detalhadas a "arte de fazer amor").

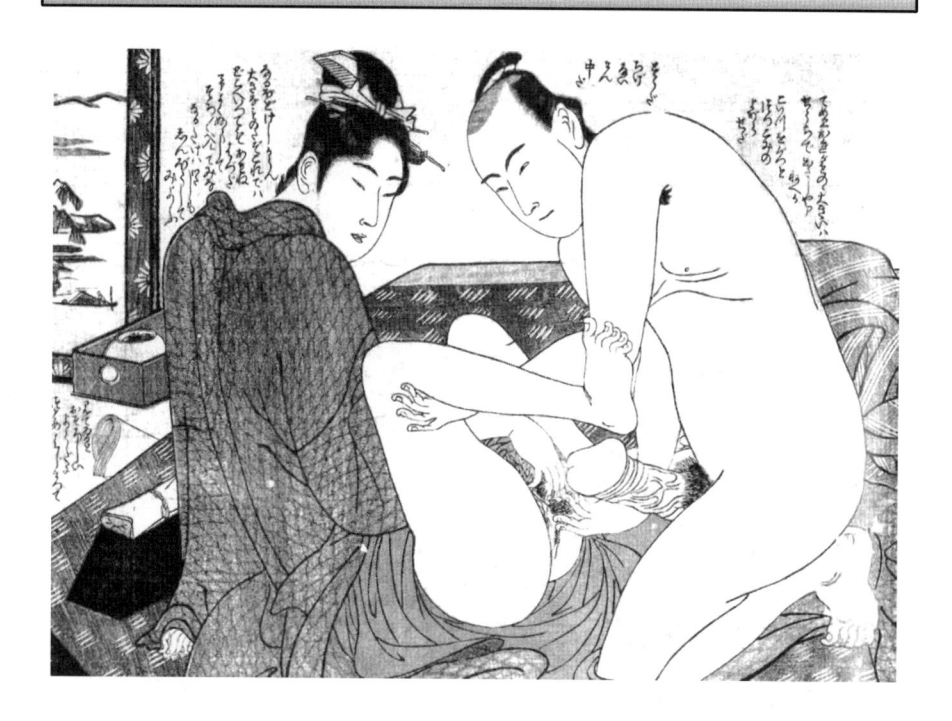

## Como Realizar as mais Famosas Posições Sexuais Com Criatividade

Muitos casais adoram tentar reproduzir as posições eróticas dos antigos manuais quando fazem amor. Podemos perceber que a busca de novas posições pode se tornar uma brincadeira saudável e divertida para ambos. Mas o melhor deste entretenimento erótico é que o casal se torna mais flexível e condicionado para o sexo, ampliando a capacidade de criar e improvisar suas próprias variações de posições e movimentos, evoluindo para uma performance mais rica e personalizada.

# A Posição Yab-Yum

Nessa clássica posição do "Tantra", o homem fica sentado em posição de yôga. A mulher senta-se de frente sobre ele enlaçando as pernas nos quadris masculinos, posiciona seus calcanhares nas costas do parceiro na região do sacro masculino. Na posição yab-yum, muito indicada para a prática do pompoarismo do casal, a mulher fica em cima do homem, o que lhe possibilita uma grande variação de movimentos e de contrações vaginais. Essa posição também apresenta vantagens ao homem auxiliando a prolongar a ereção masculina.

O casal, para fazer esta posição, deverá manter a coluna ereta a fim de facilitar os movimentos. Enquanto não tiver muita prática, o homem pode apoiar as costas na cabeceira da cama, podendo, inclusive, usar almofadas e travesseiros. Na sequência, a mulher poderá apoiar os pés no chão ao lado dos quadris do homem, na posição denominada "tartaruga", que é muito agradável e confortável para a mulher.

A posição "yab-yum" facilita a harmonia do casal que, frente a frente, poderá trocar carícias, beijos e olhares. Quando o casal se une nessa posição, naturalmente, ocorre o alinhamento dos "chacras", desde o básico até os "chacras" situados na cabeça, produzindo uma agradável sensação de troca de energias.

Para o taoísmo, esta posição em que a mulher senta de frente para o seu parceiro permite que ela se torne mais ativa durante a performance.

> *No início da penetração, quando a mulher começar ela mesma a introduzir o membro ereto do parceiro em sua vagina, poderá ao mesmo tempo segurar firme com uma das mãos a base do pênis, formando um anel com o dedão, o indicador e o dedo médio. Este procedimento poderá aumentar o tempo de ereção masculina.*

Quando o membro estiver totalmente dentro dela, poderá, então, praticar os mais diversos tipos de contrações vaginais e outros movimentos. Nesta posição, a mulher poderá se apoiar com as mãos, ou nos ombros masculinos, ou colocar as mãos para trás e apoiar-se nos joelhos do parceiro. Os movimentos pélvicos femininos podem ser muito criativos nesta posição, como os redondos, em espiral e subindo e descendo pelo membro ereto usando a vagina como uma "boca gulosa" e sensual. Os movimentos lentos e precisos da mulher auxiliam o parceiro a estender o tempo de ereção.

Nesta posição, o homem poderá acompanhar a parceira com seus movimentos penianos. À medida que a mulher se soltar em movimentos cada vez mais sensuais, aproximando-se do orgasmo, seu parceiro deve procurar sincronizar os movimentos do pênis ereto com os movimentos da parceira. A respiração, nestes momentos, deve ser lenta e profunda para diminuir a ansiedade e a pressa e, assim, conseguir manter por mais tempo os níveis de excitação.

A mulher pode auxiliar seu companheiro a manter a ereção, observando sempre o grau de excitação do parceiro. Movimentos de vai-e-vem muito rápidos, no momento da penetração, podem abreviar a relação.

Quando perceber a aceleração da respiração e os movimentos que o parceiro faz quando já está próxima a ejaculação, ela deve diminuir a velocidade e mudar o movimento para outro. Por exemplo, usar movimentos lentos laterais, ou com forte contração vaginal no membro ereto.

Prolongar o ato sexual pode contribuir para a saúde de um modo geral. Os taoístas enfatizam a importância de sofisticar e prolongar o tempo de prazer no ato sexual. Segundo o "Tao" esta prática, se realizada durante a vida sexual ativa, pode prolongar a juventude e a saúde por muitos anos. Essa observação foi constatada por historiadores, através de suas pesquisas, onde encontraram relatos de antigos imperadores chineses e nobres chineses, afirmando que devido a estes conhecimentos desfrutavam de uma vida mais longeva e saudável.

Todos os que buscam mais vitalidade, disposição e jovialidade podem começar a observar e a praticar estes ensinamentos a partir de agora. Com certeza, poderão comprovar que o sexo saudável significa mais qualidade de vida e longevidade.

## Posição da Mulher de Indra

Esta posição da Kama Sutra foi inspirada numa divindade hindu conhecida como uma mulher linda e sedutora. Nessa posição, a mulher deita de costas e coloca seus tornozelos apoiados no ombro do homem que, por sua vez, segura as pernas dela, coloca-se de joelhos, com as pernas abertas, enquanto a penetra.

É uma posição que exige flexibilidade, tanto do homem quanto da mulher. É ideal para os homens que possuem o membro pequeno, já que tal posição permite a penetração máxima do membro no interior da vagina.

A princípio, o homem poderá aplicar estocadas pouco profundas, em seguida, parar totalmente os movimentos e permanecer por mais tempo na penetração para, então, começar com contrações voluntárias com seu pênis. A seguir, aprofundar as estocadas, procurando sempre observar os movimentos que são mais excitantes para a parceira como a respiração mais ofegante e o arco das costas que fica mais pronunciado quando uma mulher está muito excitada.

Nesta posição, o homem pode posicionar melhor seu membro, variar os movimentos e direcionar estocadas em direção ao "Ponto G" que ficará mais acessível à glande. É importante perceber quais os movimentos e ritmos de estocadas mais agradam a parceira.

> *A glande do pênis se estiver bem condicionada pelos exercícios do pompoarismo poderá massagear e pulsar com força máxima no interior vaginal. O prazer é indescritível para a mulher!*

## Posição Primitiva

Nesta posição, a mulher posiciona-se de quatro e o homem fica por trás. Os casais adoram praticá-la, mas exige muito mais controle do homem. Esta posição pode facilitar para que ele se aproxime rápido demais do ponto limite ou sem retorno (Quando não há como controlar a ejaculação).

Por outro lado, o homem nesta posição poderá variar mais os movimentos durante a penetração e fazer os mais diversos tipos de estocadas e ritmos. Além disso, poderá penetrar com estocadas rasas, alternadas com outras mais profundas, procurando estimular o interior vaginal. Para obter mais controle nesta posição, movimente a pélvis de um lado para outro, mantendo a penetração rasa e dê pequenos "giros" com a glande para excitar o interior vaginal. Duas dicas que podem ser usadas para esta posição: a primeira é manter as mãos massageando o corpo e o clitóris da parceira e a segunda é colocar uma venda nos olhos para aumentar a concentração.

Para o homem prolongar o tempo de ereção em posições como esta, que facilitam uma rápida ejaculação, uma dica é enrolar a língua em direção ao céu da boca e pressioná-la. Esta técnica pode ser muito eficaz.

Utilizar anéis penianos auxilia a manter a ereção por mais tempo. Outra boa ideia para esta posição são os pequenos acessórios com vibração para estimular o clitóris. Esta posição também possibilita massagear a região anal com mais facilidade e isto é excitante para a mulher.

Na posição de quatro, é fácil observar a excitação feminina pela respiração mais ofegante e, também, pelo arco da coluna que se acentua cada vez mais com os estímulos. Neste momento, o homem pode agarrá-la pelos quadris e penetrá-la mais vigorosamente variando os ritmos em movimentos de vai-e-vem até fazê-la chegar a um orgasmo maravilhoso.

Quando a mulher tem um orgasmo intenso, as paredes vaginais ficam mais intumescidas e quentes devido ao maior fluxo de sangue e os movimentos dos músculos internos vaginais intensificam-se proporcionando um prazer extra para o homem.

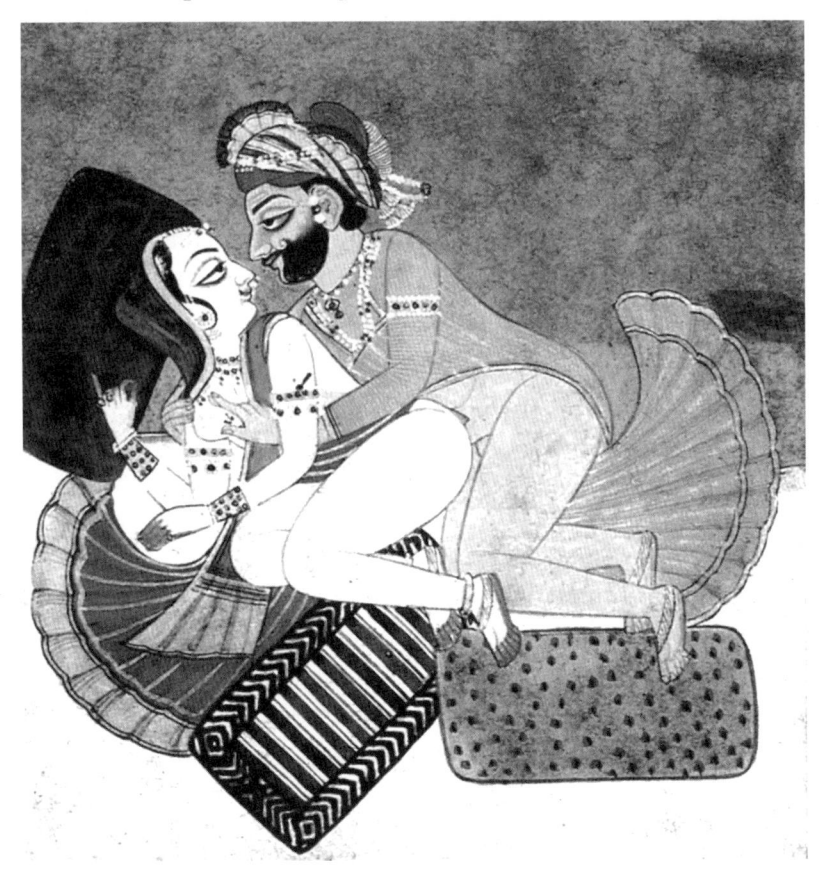

# Posição Tradicional

Na realidade, é uma das posições mais usadas nas performances sexuais e é também a favorita de muitos casais. Conhecida popularmente como "papai e mamãe", tem a vantagem de ser muito confortável para pessoas de todas as idades.

Uma boa sugestão para essa posição consiste em colocar um travesseiro embaixo dos quadris da mulher. Isso facilita para que o membro masculino tenha maior alcance e para que o homem penetre sua parceira alcançando seu Ponto G com mais facilidade e precisão. O travesseiro auxilia a mulher a manter os quadris mais elevados e, em consequência, seu clitóris ficará mais exposto ao roçar da pélvis e do membro masculino.

Nesta posição, o homem pode comandar os movimentos livremente, pode ser por este motivo uma excelente posição para tentar algumas técnicas orientais. Como esta posição pode promover uma ejaculação rápida, o homem deverá estar completamente consciente e presente no ato sexual, mantendo a respiração lenta, profunda e tranquila para dominar o instinto de querer ejacular rapidamente. Lembre-se: ao respirar "calma" ao expirar "relaxe".

*Para a mulher, abraços carinhosos, massagens nos seios e músicas sensuais, contribuem para reduzir a ansiedade, trazer mais tranquilidade e receptividade, facilitando a excitação feminina e ocasionando sensações agradáveis.*

A mulher, durante esta posição, poderá criar movimentos ondulantes acompanhando o mesmo ritmo do homem. As ondas são feitas com os movimentos vaginais e vão aumentando gradativamente. O casal, em sintonia, vai se aproximando do orgasmo visualizando imagens paradisíacas. Comparativamente, seria como se a mulher fosse à praia e o homem a onda que a invade. Ela, ao receber, cria uma harmoniosa sensação de rara volúpia.

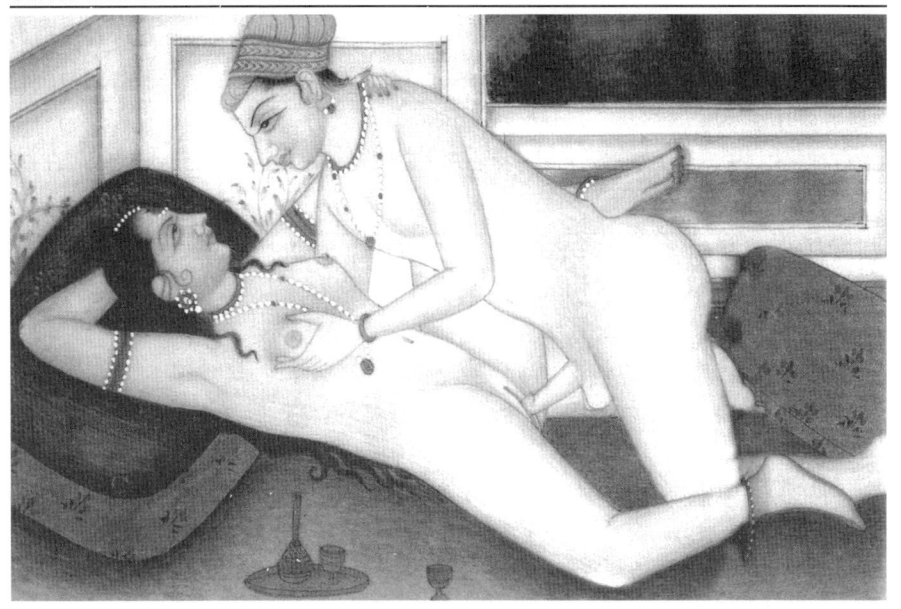

# Posições do Tao

## Gaivotas ao Vento

A mulher senta-se à beira da cama e deita com o abdômen para cima. As coxas ficarão livres, para fora da cama, e os pés apoiados no chão. O homem fica de joelhos entre as coxas da parceira e segura com as mãos os quadris femininos, enquanto inicia a penetração. As pernas da mulher, nesta posição, têm mais liberdade facilitando algumas variações, como por exemplo: a mulher poderá abraçar o homem com suas pernas durante a penetração, buscando movimentos que aumentem seu prazer. Também é mais fácil atingir o Ponto "G" e outras áreas erógenas do interior vaginal.

Os parceiros devem estar dispostos a dar o máximo de prazer um ao outro. A mulher pode, durante o intercurso, expressar toda a sua excitação puxando os quadris e as coxas do homem em direção aos seus pontos mais erógenos do interior vaginal. Assim, participa ativamente e conduz a performance com movimentos voluptuosos e ritmos cada vez mais excitantes.

## Borboletas Voando

O parceiro fica deitado com o abdômen para cima e com os pés juntos. A mulher posiciona-se de frente sobre o homem e deita-se sobre ele. Em seguida, coloca os pés, um de cada lado, na altura do quadril do parceiro e, na posição de cócoras, introduz o pênis em ereção na sua vagina. Durante a penetração, ela se deita suavemente aproximando-se do rosto do parceiro, enquanto junta as pernas apertando deliciosamente o membro masculino. Seus pés ficam unidos e apoiados nos pés do homem. Em seguida, segura nas mãos do amado, abre os braços e faz movimentos suaves muito parecidos com os das borboletas. Esta posição é capaz de prolongar a ereção masculina e aumentar o prazer para os dois.

## Tigre Branco

A mulher fica de quatro, com as mãos e cotovelos apoiados na cama. Nesta posição, o bumbum fica mais elevado e o homem de joelhos a penetra por trás. Desta maneira, a mulher poderá relaxar o tronco movimentando suavemente seu quadril da maneira que desejar. Esta posição é confortável, a penetração é profunda e extremamente prazerosa.

# Posições do Jardim das Delícias

## Apoio Firme e Mulher por Cima

O homem senta-se em uma cadeira que possua encosto firme, com as pernas fechadas. A mulher senta-se no colo dele de costas com as pernas bem abertas apoiando os pés no chão, enquanto introduz o pênis na vagina. O homem a abraça pela cintura e ela poderá desta maneira soltar os pés para balançar, suavemente, durante a penetração. A cadeira deve ser pequena e sem os braços para facilitar. Nesta posição, a mulher balança a pélvis buscando o próprio prazer, ao mesmo tempo em que seu parceiro pode estimular o clitóris com facilidade. Uma variação é a mulher permanecer em cima do homem deitado.

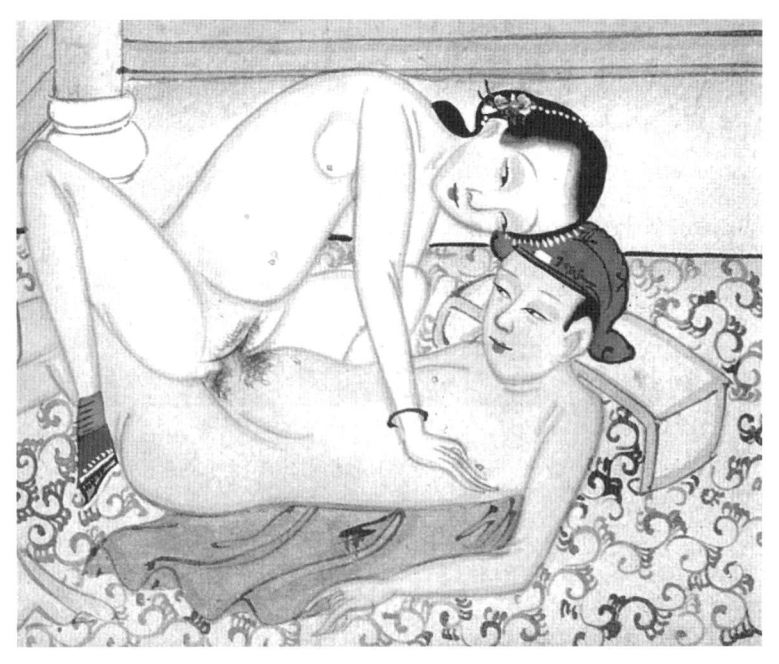

## Penetração Profunda

A mulher deita de bruços e abre suas pernas e coxas. As mãos posicionam-se próximas ao rosto usando os braços para apoiar o tronco e, desta maneira, os seios ficarão mais confortáveis. O homem posiciona-se sobre a parceira apoiando as mãos no colchão, nas laterais do tronco da parceira, enquanto a penetra. O ideal é colocar um travesseiro de baixo do quadril da mulher, para que o bumbum fique mais alto, possibilitando uma penetração mais profunda, alcançando regiões erógenas muito excitantes do interior vaginal.

# Aula Prática de Kama Sutra

## Com os Professores Carlos Kadosh e Celine Kirei em sequência de fotos didáticas

Nesta sugestão de sequência, inspirado no Kama Sutra, o casal pode começar as preliminares com uma dança sensual e realizar alguns "mudras", gestos simbólicos feitos com as mãos, enquanto se olham e seduzem para a performance sexual.

Nas aulas práticas são preservadas algumas características interessantes que podemos observar nas ilustrações dos antigos manuais em que os casais faziam as posições eróticas vestidos com elegância, adornados com acessórios e perfumados para aumentar o estímulo e a sedução *(foto 1)*.

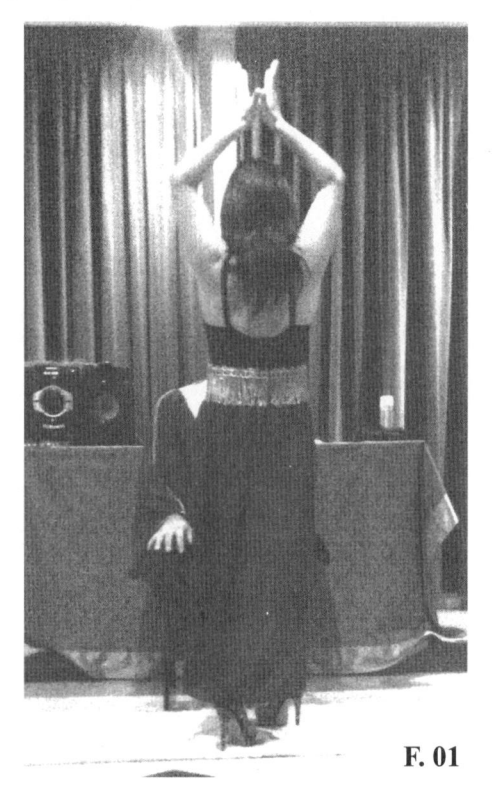

F. 01

É importante observar que várias posições apresentadas nesta sequência podem ser usadas apenas em jogos eróticos do casal. Não são apropriadas para penetração. O ângulo do pênis e da vagina, momento da penetração, deve ser sempre seguro e confortável para o casal.

Antes de começar, o casal poderá decorar o ambiente usando iluminação indireta, de preferência com cores quentes. Escolher músicas agradáveis e sensuais. Lembrando que esta performance é sugestiva, mas poderá ser realizada de acordo com o desejo e fantasias de cada casal.

1 – A mulher entra no ambiente e começa a fazer um "mudra" de abertura e inicia a sua dança sensual de forma lenta e sedutora. Depois, intensifica os movimentos acompanhando o ritmo de uma música estimulante, que pode ser escolhida especialmente para a ocasião *(fotos 2, 3, 4, 5 e 6)*.

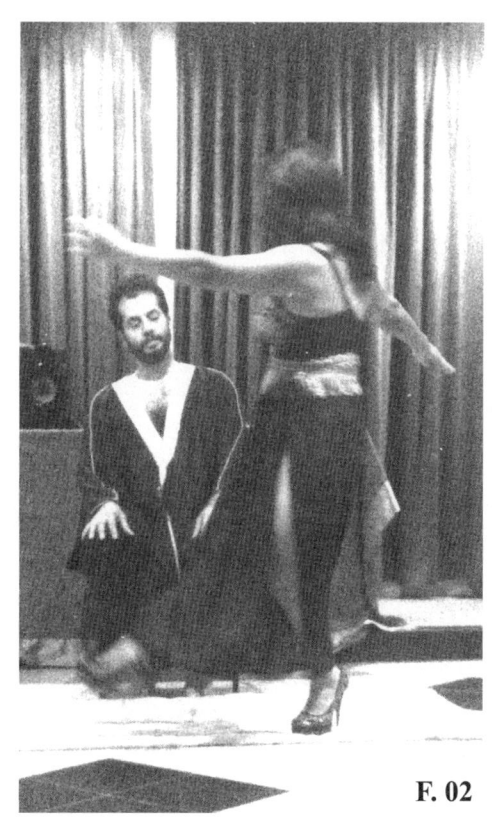

F. 02

F. 03

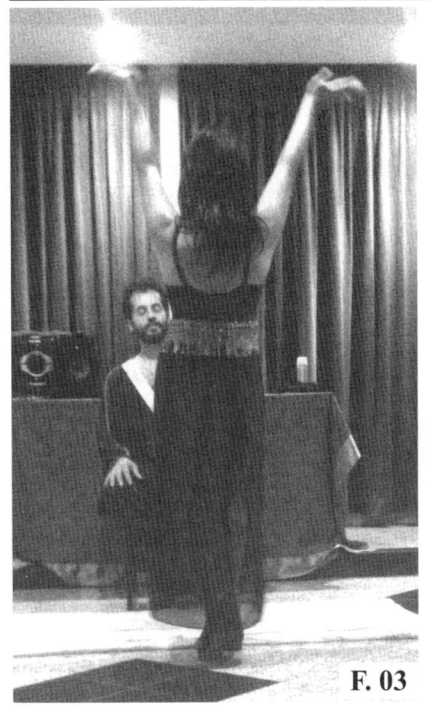

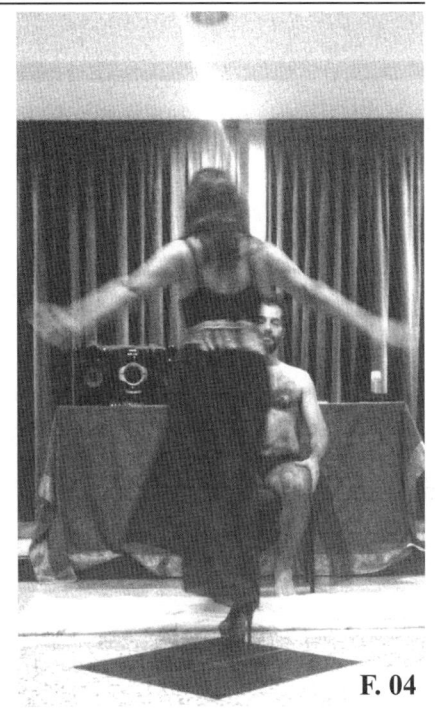

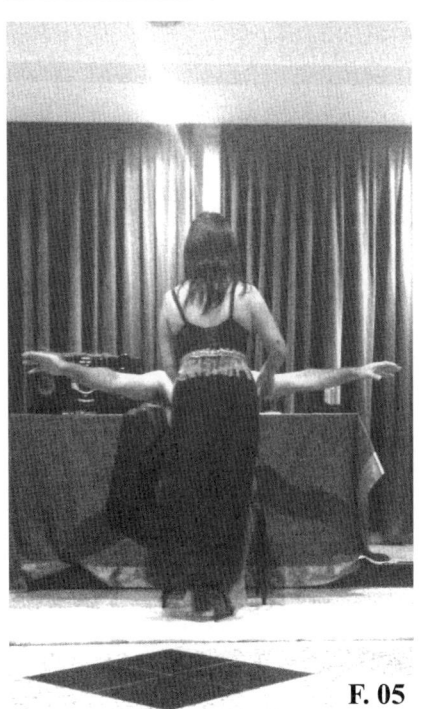

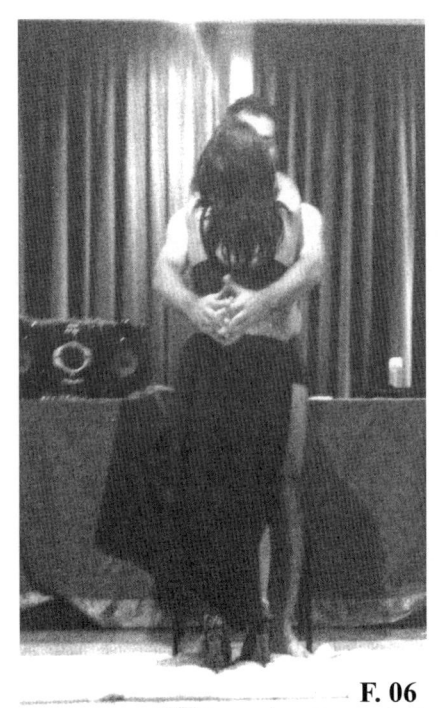

F. 04

F. 05

F. 06

2 – Na sequência, a mulher, após olhares e movimentos sedutores, aproxima-se do homem e os dois se abraçam apaixonadamente, sentindo o desejo aumentar gradativamente *(foto 7)*.

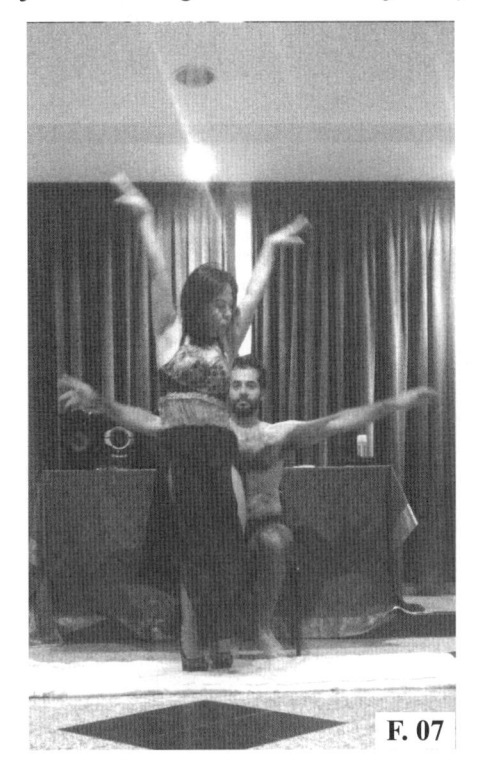

F. 07

3 – O homem senta numa cadeira, enquanto ela, graciosamente, vira-se e coloca-se de costas para ele movimentando seu corpo de maneira insinuante expressando o seu desejo com olhares de sedução. Com movimentos ascendentes, representando o elemento fogo, levanta seus braços como chamas e ondula os quadris sedutoramente *(foto 8)*.

4 – Na sequência, muda a posição e senta no colo do parceiro, frente a frente continuando os movimentos das chamas com os braços. Neste momento, o homem segura a cintura da mulher enquanto os genitais ficam unidos e são massageados com movimentos ondulantes do quadril feminino. A excitação torna-se mais intensa nesta fase, mas o ideal para prolongar o prazer é deixar a penetração para depois *(foto 9)*.

F. 08  F. 09

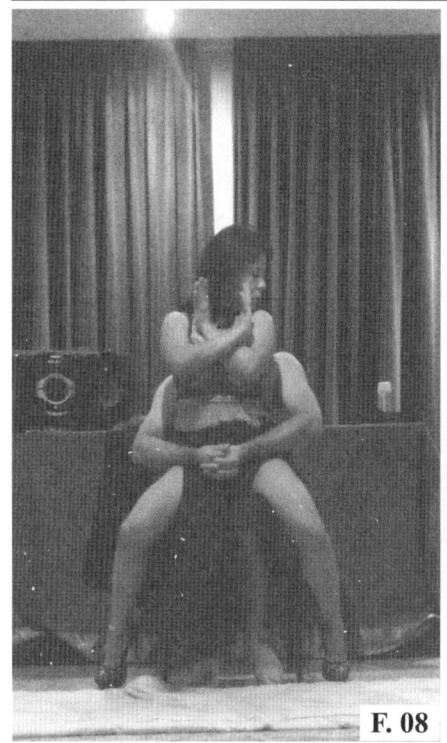

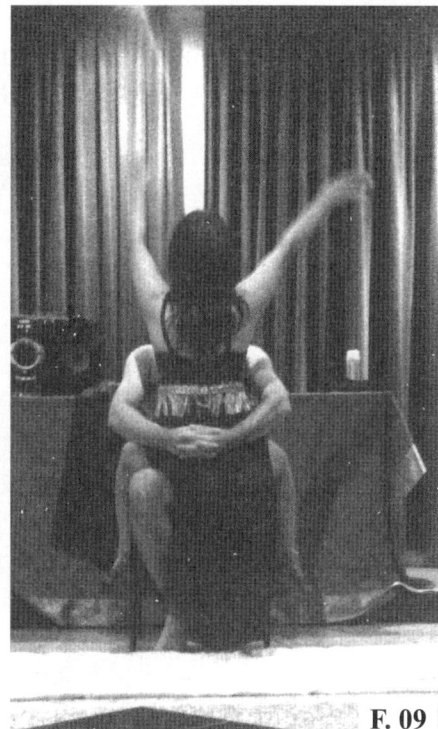

5 – Nesta fase, a mulher senta-se de frente no colo do parceiro. Os movimentos são intensificados, aumentando gradativamente os estímulos eróticos, o máximo de tempo possível sem penetração. Ao mesmo tempo, o homem segura com firmeza os quadris da parceira, para que ela execute movimentos eróticos mais criativos *(foto 10)*.

6 – As variações podem ser um entretenimento para o casal. Para escolher as posições é importante que cada pessoa conheça seus limites físicos e, também, suas possibilidades. Para fazer posições mais avançadas com segurança, o casal deve praticar yoga, ou outra atividade que ofereça força e flexibilidade ao corpo *(foto 11)*.

7 – Os dois voltam a ficar em pé, enquanto se olham, trocam abraços e carícias, tentando acalmar a ansiedade pela penetração. Os dois podem dançar por uns tempos separados e, a seguir, a mulher enlaça o pescoço do parceiro, enquanto ele a segura firme pela cintura *(fotos 12 e 13)*.

F. 10

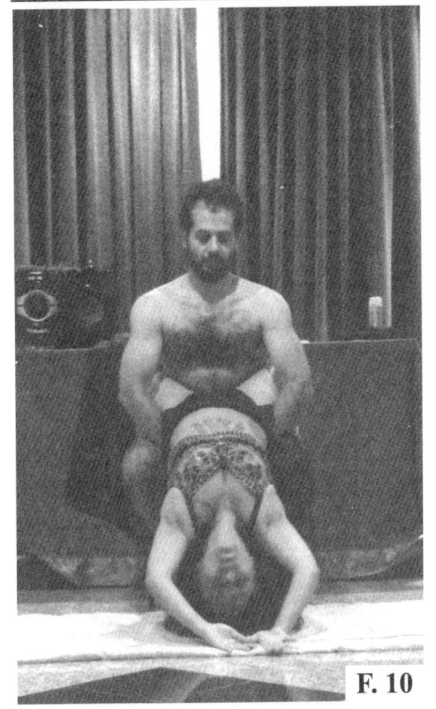

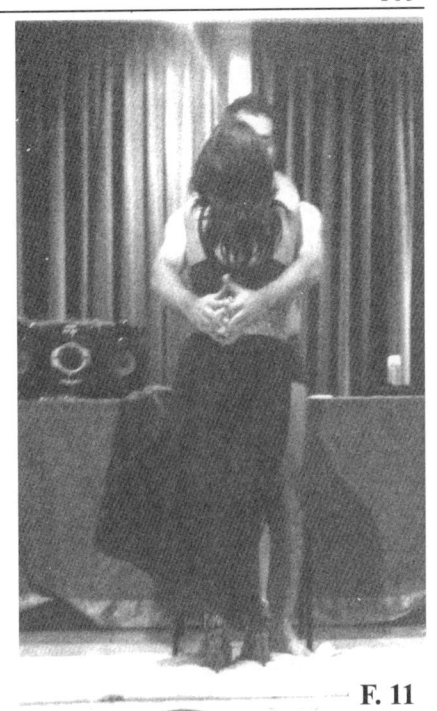

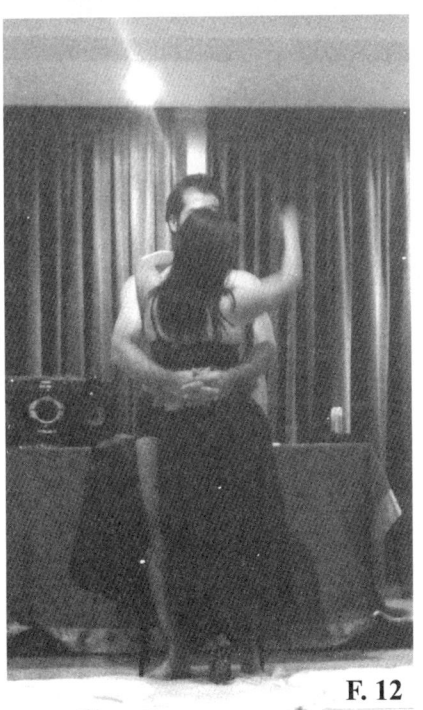

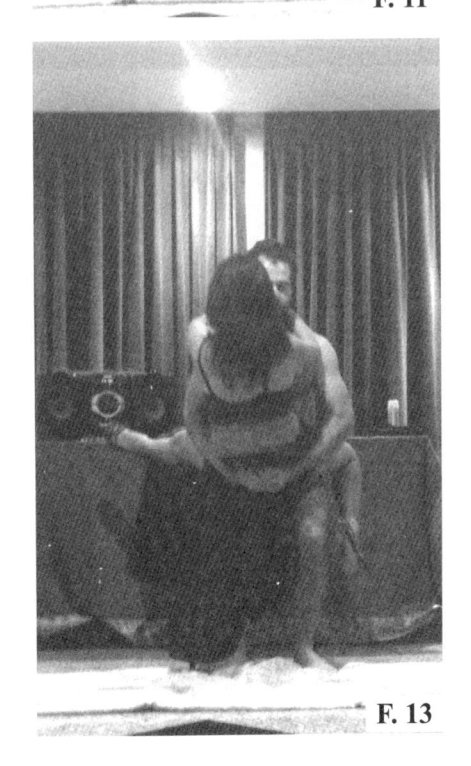

F. 11

F. 12

F. 13

8 – A seguir, ele poderá sentar-se para apoiar a parceira que o enlaça com as pernas e, na sequência, sustentar a mulher com firmeza na posição de pé do Kama Sutra. Outra opção para facilitar, é usar uma parede como apoio para executar esta posição erótica *(foto 14)*.

9 – As posições do Kama Sutra, em que o casal fica em pé, auxiliam a preservar por mais tempo a ereção devido ao próprio esforço e à dinâmica da posição. Em regra geral, as posições mais elaboradas fazem que o casal prolongue a performance sexual *(fotos 15 e 16)*.

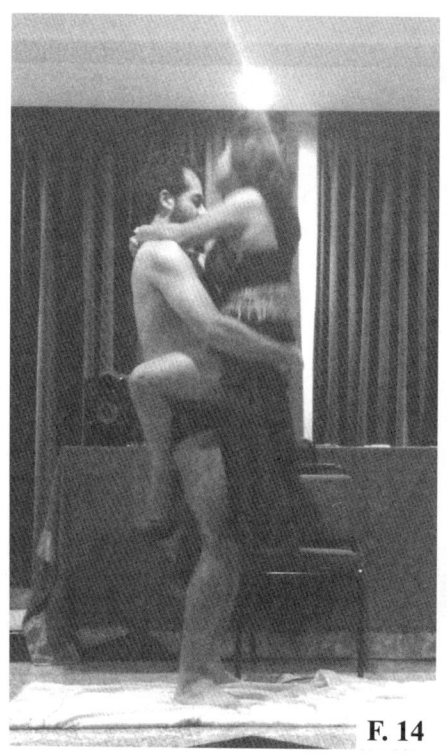

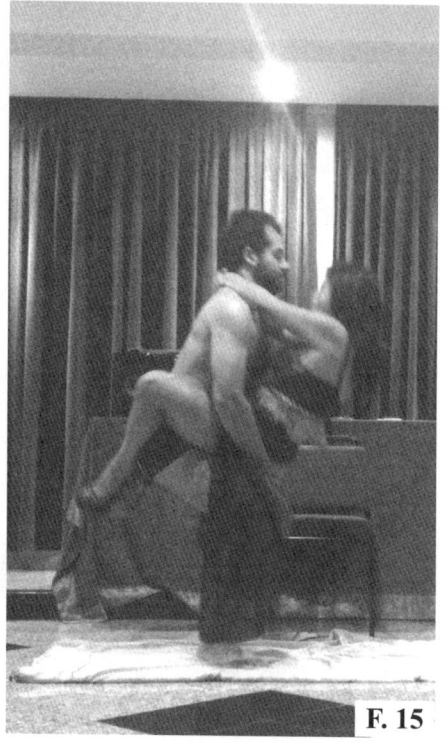

F. 14

F. 15

10 – Após os movimentos em pé, o homem poderá se deitar no chão sobre um tapete, enquanto a mulher caminha em volta dele seduzindo-o com passos cruzados, como uma felina. Então, ela coloca os pés nas laterais da pélvis do parceiro, aproxima-se, lentamente, até o momento que desejar fazer a penetração, criando os movimentos que desejar *(fotos 17, 18 e 19)*.

F. 16

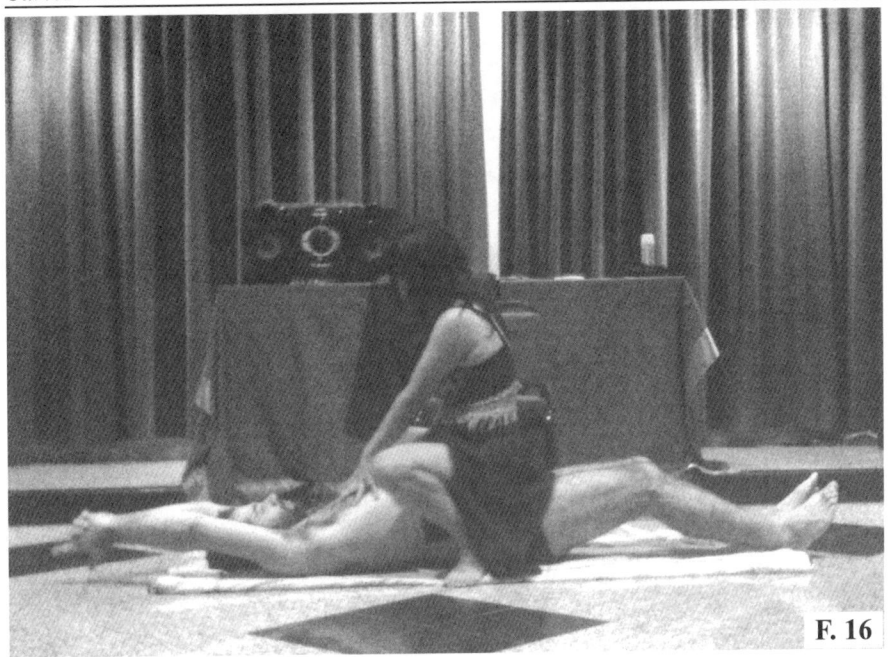

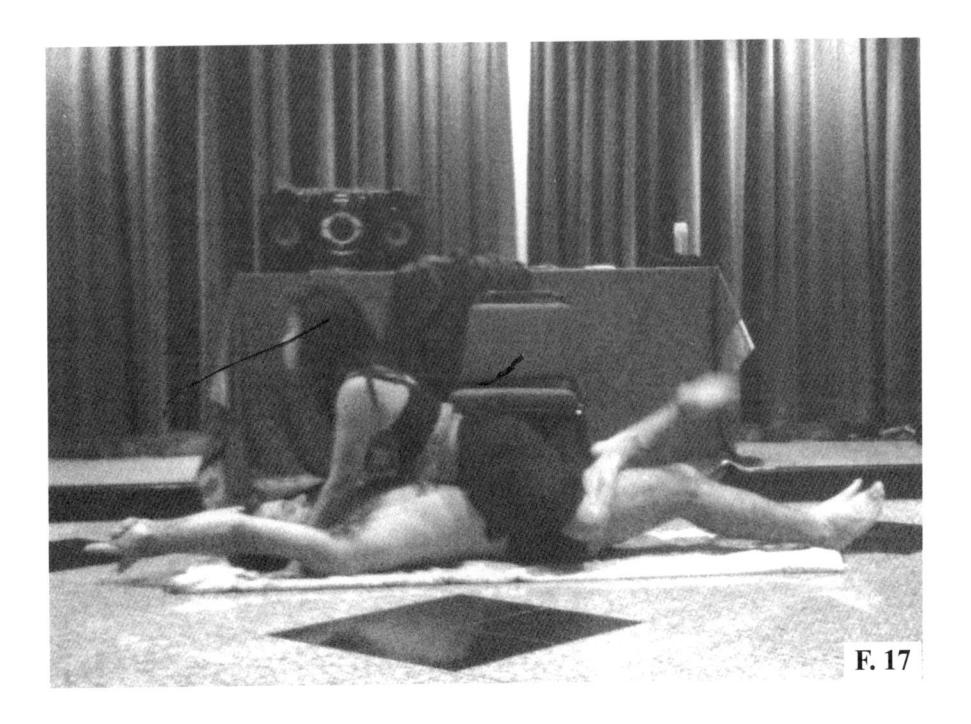

F. 17

F. 18

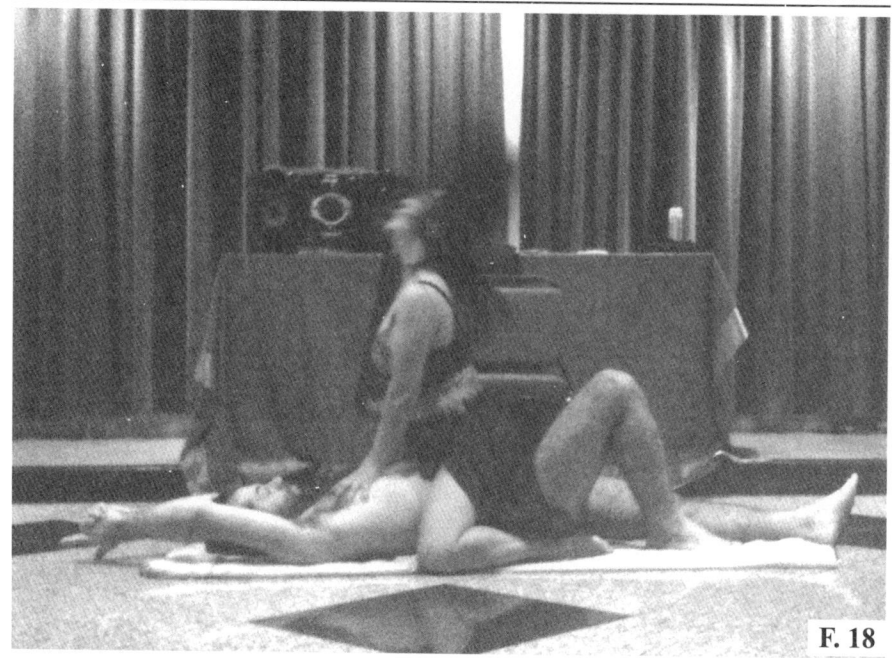

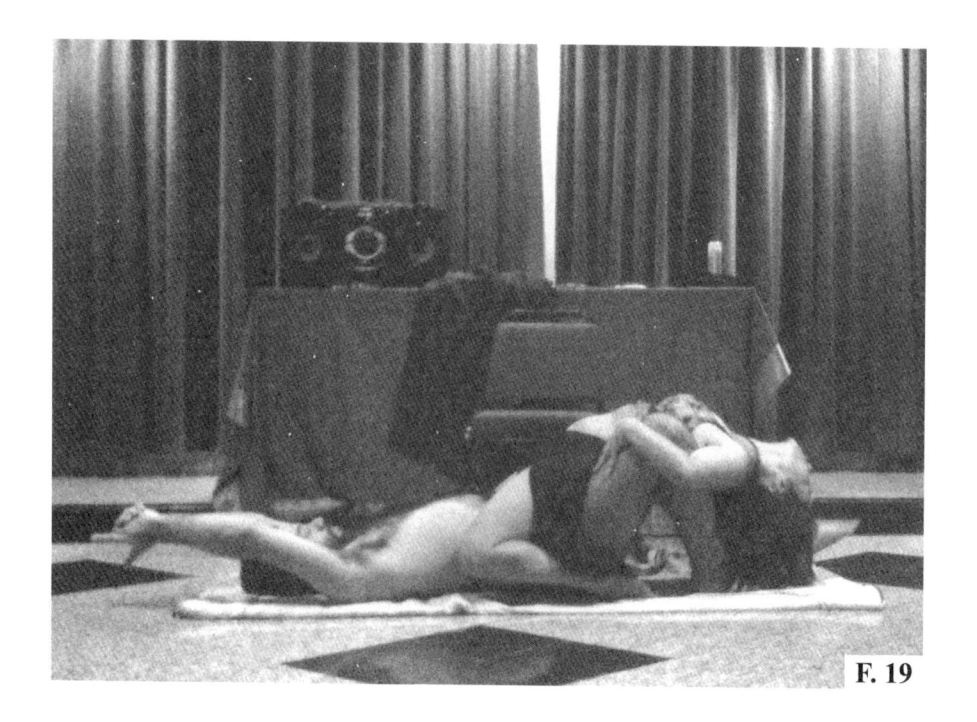

F. 19

11 – Com treinamento, o casal pode melhorar o condicionamento. Logo, poderá variar posições que exijam mais força e flexibilidade *(fotos 20, 21, 22, 23 e 24).*

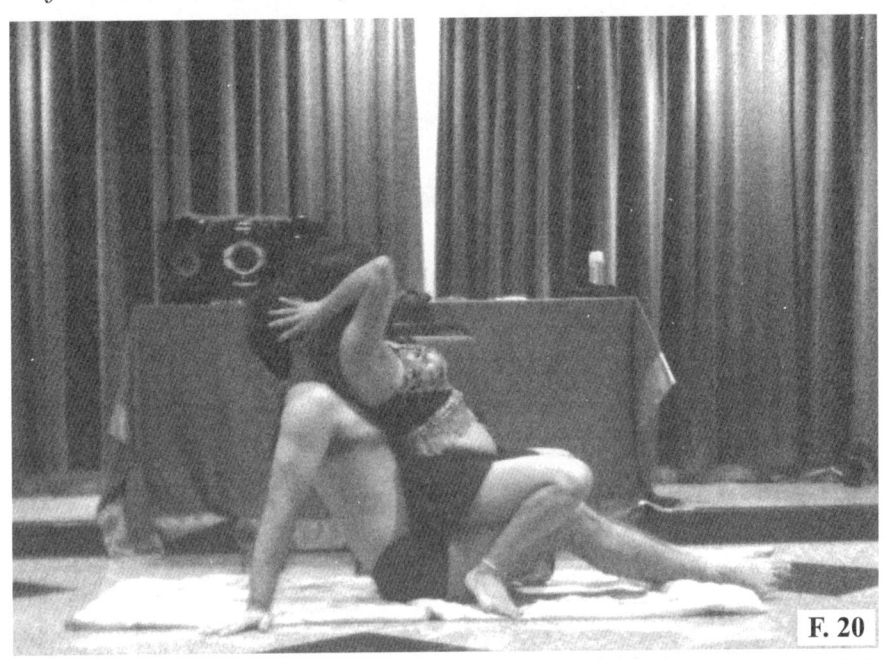

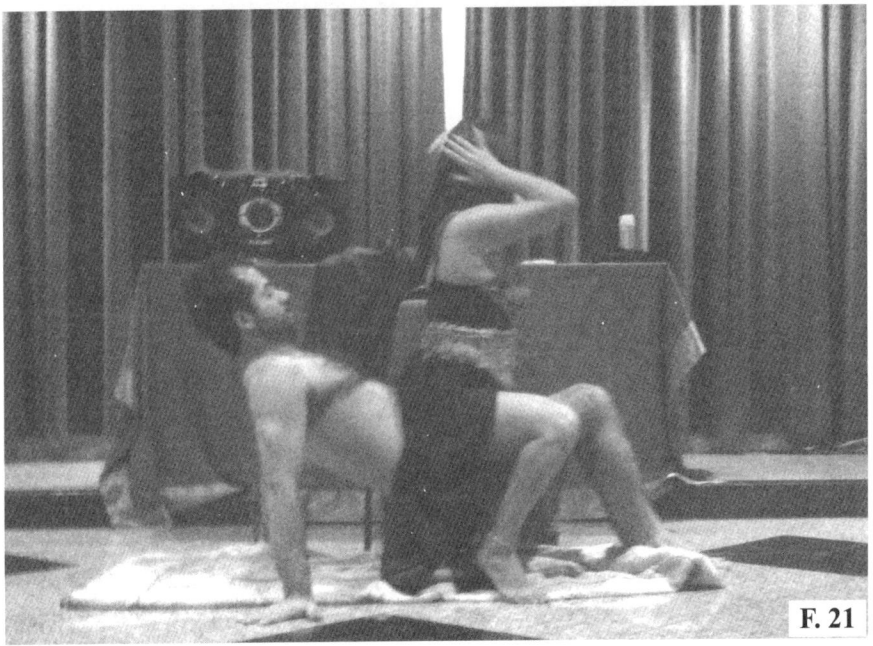

F. 20

F. 21

F. 22

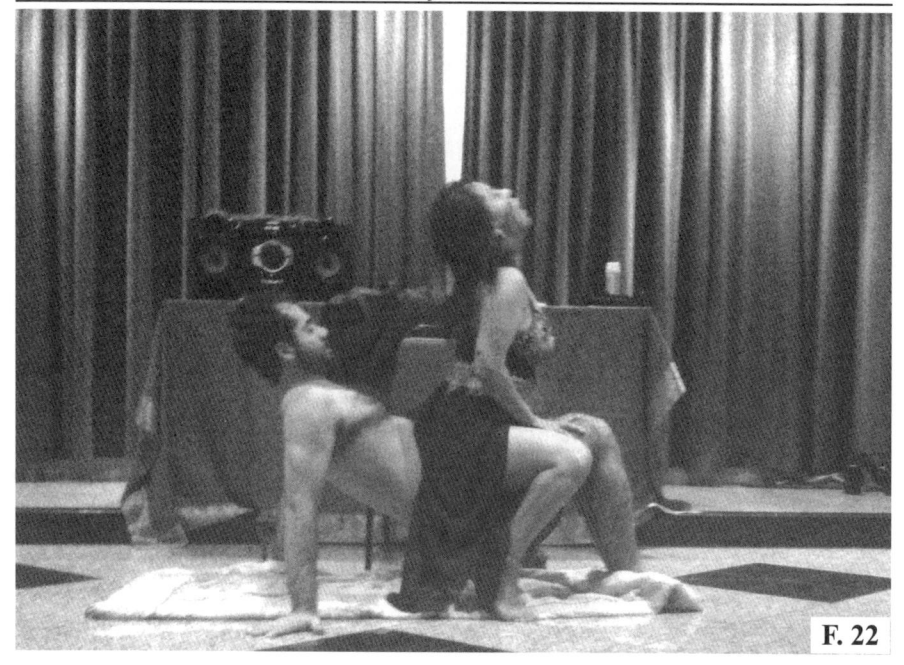

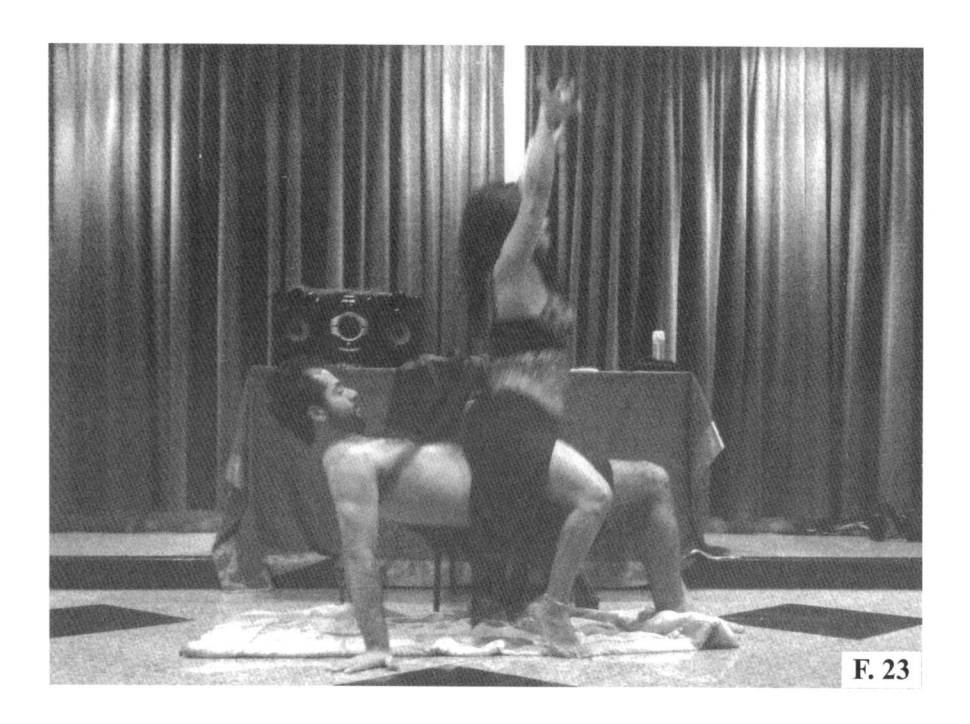

F. 23

F. 24

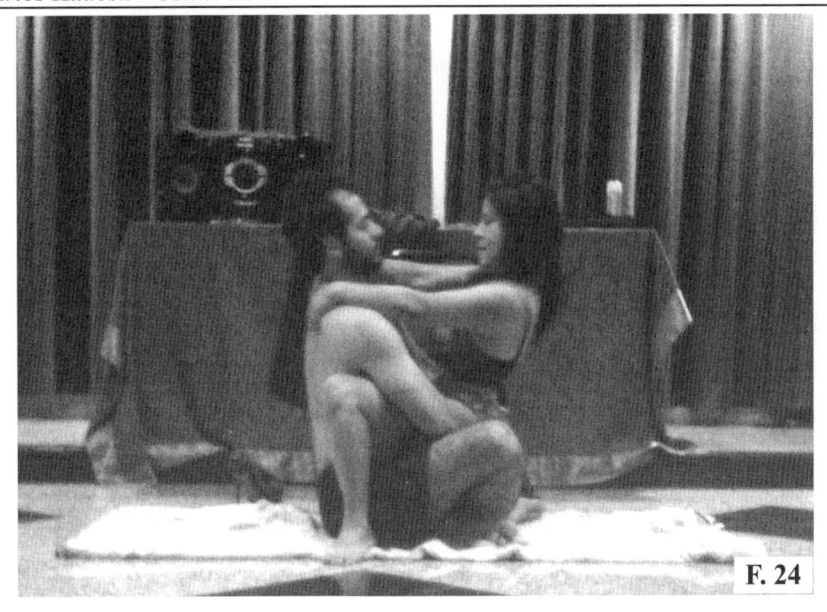

12 – A mulher pode firmar os pés no chão, nas laterais da pélvis do parceiro e, assim, permanecer por algum tempo na posição chamada "tartaruga". Esta posição é confortável e prazerosa para dar e receber estímulos e carícias *(foto 25)*.

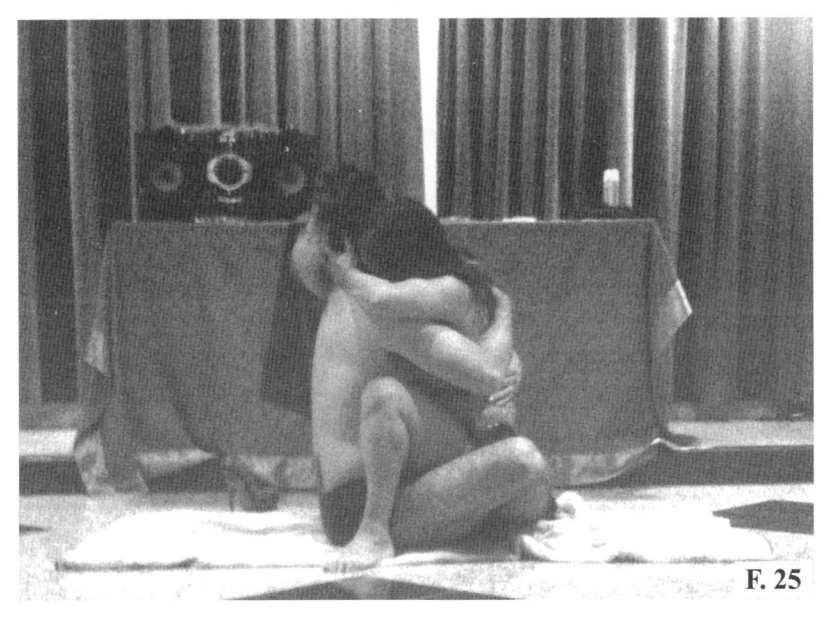

F. 25

13 – A posição "yabyum" (representada acima em uma de suas variações) poderá ser uma base para o casal criar outras posições *(fotos 26 e 27)*.

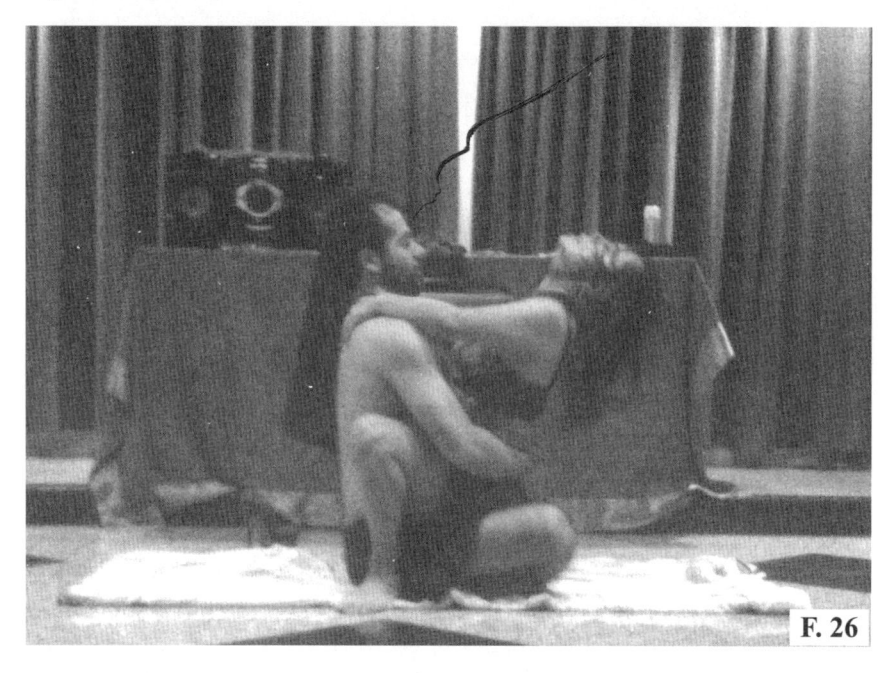

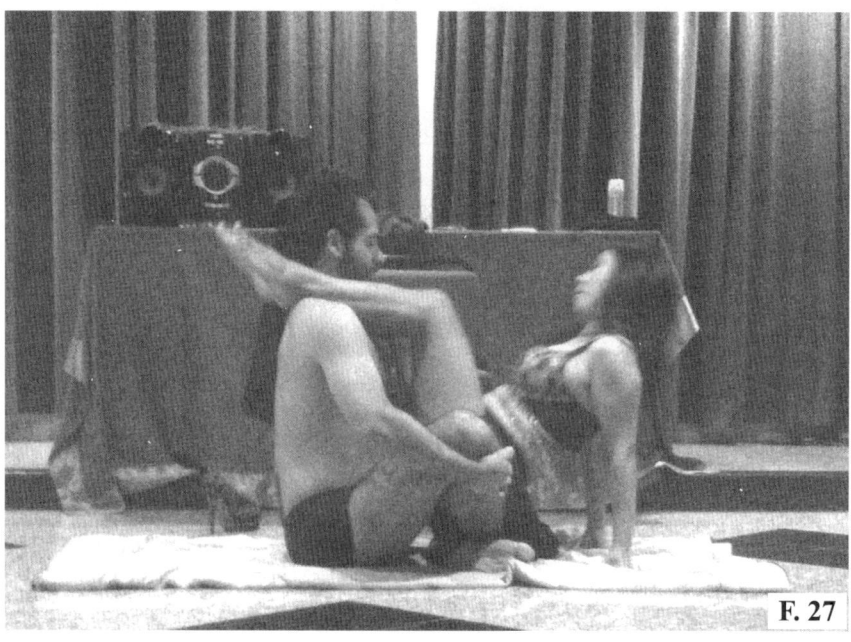

F. 26

F. 27

14 – Posição de "Indra" é aquela em que a mulher estica as pernas e coloca os pés nos ombros do parceiro. Posições de prensa (colocar os pés juntos no peito do parceiro). Ou poderá, também, virar-se de costas e fazer as posições invertidas *(foto 28)*.

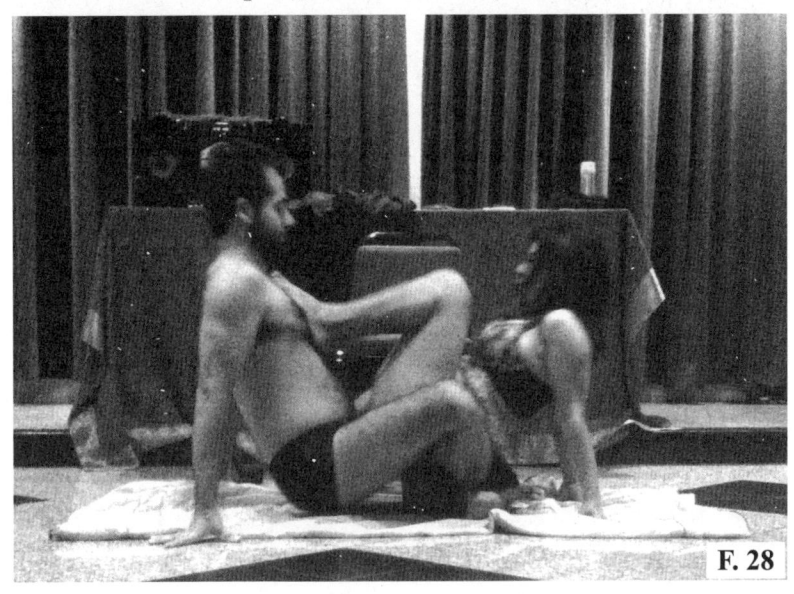

F. 28

15 – Posição da prensa *(foto 29)*.

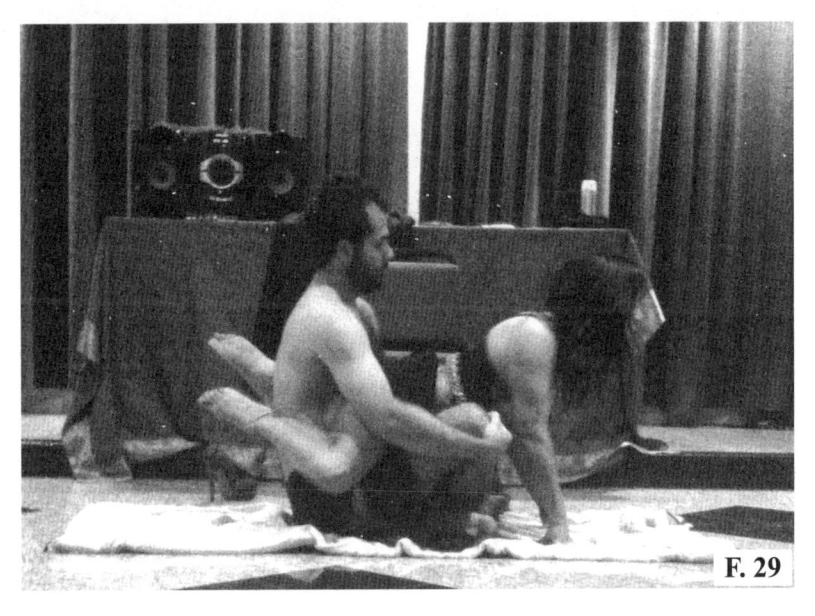

F. 29

16 – Posição Invertida *(foto 30)*.

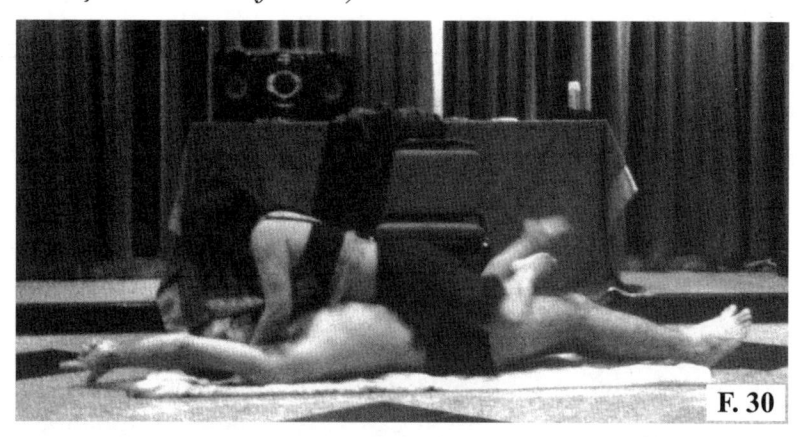

F. 30

17 – O casal também poderá realizar posições diferenciadas, tais como: gaivotas ao vento, serpentes sensuais, penetração profunda e assim por diante. Ou fazer sua performance do jeito que mais gostar... Deliciosamente! *(foto 31)*.

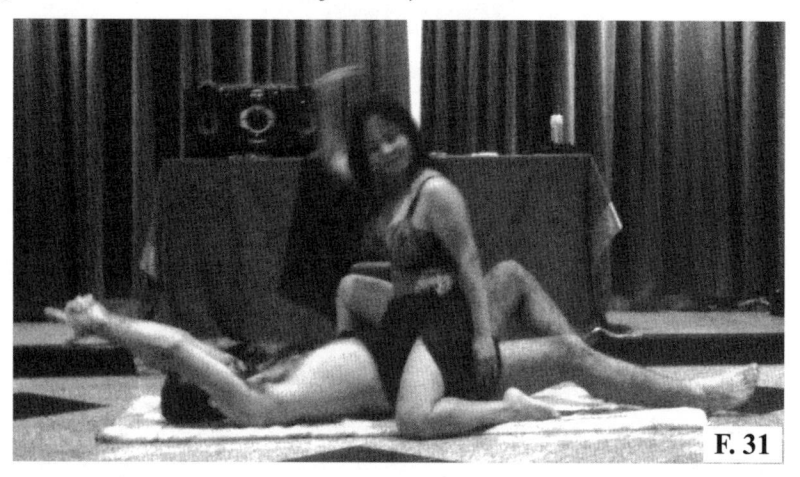

F. 31

*A curiosidade sobre esta performance ao estilo Kama Sutra é que ela foi fotografada de maneira informal durante um workshop "Deusa do Amor" no Rio de Janeiro, em uma sequência improvisada pelos professores. A espontaneidade e a sofisticação natural da apresentação foram captadas pelas fotos de uma das alunas dos cursos presenciais.*

# Parte V

## High Performance Para Homens

Para um Homem ter uma "High Performance" sexual deve preservar a saúde, fazer exercícios para a região dos genitais, e ser muito atento e dedicado à excitação feminina. A mulher também deve procurar dar o máximo de prazer ao parceiro. O casal pode ser mais feliz quando um pode contar como outro.

## Método Kadosh

## Preceitos Eficazes para a Perfomance e Longevidade Sexual

*<u>Técnicas inovadoras de exercícios para o homem que beneficiam a saúde e potencializam o prazer</u>*

Selecionamos alguns dos mais importantes preceitos que contribuem, significativamente, no campo da saúde sexual, com a finalidade de prolongar e intensificar o prazer nas relações. No caso do pompoarismo masculino são técnicas de ginástica pélvica com o fortalecimento da musculatura ligada à ereção. Consistem em exercícios específicos, sem o uso de acessórios, que auxiliam a me-lhorar de forma natural a potência masculina.

Através de nossa experiência de muitos anos como professores e orientadores sexuais, desenvolvemos o "Método Kadosh", voltado para a saúde sexual masculina. É um método constituído por sete preceitos que visam, através de um sistema simples e de fácil entendimento, melhorar o equilíbrio hormonal do homem a partir de práticas e exercícios eficazes. O pompoarismo masculino é recomendado especialmente por médicos urologistas, fisioterapeutas e sexólogos.

## Sete Preceitos Eficazes do Método Kadosh

*Primeiro:* *A prática do pompoarismo masculino atua no desempenho sexual, ativando a circulação e fortalecendo os músculos da pélvis, em especial da musculatura ligada à ereção, através dos exercíciosque proporcionam ao homem maior tempo de ereção e turgescência (rigidez) do membro e intensificam o prazer e o orgasmo.*

*Segundo:* *Incluir uma atividade física de acordo com a preferência pessoal, tais como: academia, tênis, squash, caminhada, etc. Inclua nestas atividades as técnicas de pom-poarismo que atuam na performance sexual aumentando a energia e a flexibilidade.*

*Terceiro:* *Transformar atitudes instintivas e previsíveis, como o ato sexual rápido e sem muito prazer, numa prática mais sofisticada e intensa, através das técnicas taoístas ou tântricas que ampliam o tempo de preliminares e o prazer da mulher.*

*Quarto:* *Hábitos saudáveis, como alimentação equilibrada, sono adequado e lazer, além de evitar o consumo de bebidas alcoólicas e fumo, etc. Estes preceitos previnem problemas sexuais e aumentam a disposição para a atividade sexual.*

*Quinto:* *Ampliar a consciência através do estudo e da prática de conhecimentos milenares como Ioga, Tai Chi Chuan e Tantra. Estes métodos possuem recursos excelentes para aprimorar o sexo, melhorar a respiração, a libido e promover longevidade sexual.*

> **Sexto:** *Incorporar mais amor e espiritualidade na vida sexual, independente da religião e compreender a importância do sexo para a felicidade e crescimento pessoal. Vivenciar a sexualidade, com equilíbrio e qualidade, melhora a produtividade no trabalho e colabora com o sucesso na vida profissional.*
>
> **Sétimo:** *Sexo também é cultura, por isso, é importante aprender mais sobre o tema e descobrir novidades através de livros, cursos e filmes que ativam a criatividade além de aquecer e inovar a vida sexual.*

# Segredos de Ouro para a Performance Sexual Masculina

São práticas desenvolvidas, especialmente, para o homem potencializar a performance no ato sexual. Consiste na prática de exercícios e posturas eficazes para obter o controle voluntário da ereção e, ao mesmo tempo, energizar e tonificar os órgãos vitais do organismo com a própria energia sexual.

## Meditação e Concentração

O ideal é utilizar sempre técnicas de meditação ou relaxamento para prevenir o stress e fazer sexo quando estiver mais disposto e tranquilo. Assim, evita a ansiedade e a pressa que precipitam a penetração e conduzem a uma rápida ejaculação.

Através desta técnica, aprende-se a direcionar a força do desejo sexual que, despertada no homem, movimenta-se até os genitais. Estes, irrigados pela circulação sanguínea, culminam na ereção e provocam quase que imediatamente a vontade de ejacular. Neste momento, é importante concentrar-se e tranquilizar-se para manter o desejo e a ereção por mais tempo. Esta prática conduz o homem a desenvolver seu potencial para alcançar uma "high performance".

## Prolongue o Tempo de Ereção

Neste exercício, sinta a energia do prazer elevar-se e percorrer o corpo todo. Procure usar esta técnica em todas as relações até que seu membro adquira mais rigidez. Promova conscientemente o aumento da sensação do prazer.

Este método possibilita, gradativamente, o aumento do tempo da ereção fazendo com que a força da energia sexual circule e revitalize todo o corpo.

Adote esta prática que potencializa a performance masculina muito conhecida pelos povos orientais, mais precisamente pelos taoístas da antiga China. Uma dica usada pelos mestres tântricos que pode ajudar na concentração é colocar sua "mandala" preferida, ou um quadro com uma cena erótica, que você possa visualizar com facilidade quando faz amor ou imaginar uma luz forte energizando o corpo. Concentrar-se em algo belo, com ricos detalhes, poderá ajudar nos momentos em que o homem procura manter a ereção. Também os pensamentos positivos relacionados ao amor, e o desejo de surpreender e satisfazer intensamente a parceira com uma performance mais aprimorada, auxiliam o homem a obter além de mais tempo de ereção, maior receptividade feminina.

*Um homem que somente pensa na sua própria satisfação é considerado muito ruim na cama na opinião geral das mulheres. Por outro lado, o homem que pensa na satisfação feminina em primeiro plano é considerado um grande amante.*

# Melhore sua Potência Estimulando a sua Parceira

*Por que os homens que capricham nas preliminares são mais potentes e possuem melhor performance?*

O homem que se concentra no prazer da mulher, proporcionando preliminares mais elaboradas e prolongadas, consegue obter mais potência. Isto acontece devido ao hábito que se adquire de sempre estar muito atento à própria excitação e, principalmente, a da parceira. Esta prática faz aumentar a concentração, evitando a ejaculação logo no início da relação. Assim, o homem que procura dar o máximo de satisfação à parceira garante também o aumento e preservação da sua potência.

Incorporar este conhecimento precioso, que ensina a preservar a ereção por mais tempo, enquanto estimula a parceira, acostuma o membro a ficar rígido por mais tempo durante a relação. Também melhora a potência das estocadas, que ficam mais fortes e direcionadas (ascendentes), atingindo as áreas erógenas femininas com mais precisão e satisfazendo mais a parceira.

Estender as preliminares, prolongar o intercurso ao máximo, estar atento e prolongar a excitação feminina, faz que a musculatura de ereção se fortaleça a cada relação.

> *A meditação e a yôga diminuem a ansiedade e auxiliam a realização desta técnica que melhora o potencial orgástico. A mulher que se relaciona com um homem que lhe proporciona mais atenção e prazer está sempre mais feliz e realizada.*

## Ative a Circulação Sanguínea dos Genitais

Consiste em estimular o fluxo da circulação sanguínea e a oxigenação na região genital. É uma prática que beneficia os órgãos vitais do corpo, se usada com frequência no dia a dia. Ela também promove mais vitalidade, principalmente, nos genitais e área pélvica. Importante, também, é lembrar-se de ingerir mais água para desintoxicar e melhorar a circulação de todo o corpo.

Procure em alguns momentos do dia, em pé ou sentado, pensar em sexo e excitar-se para entrar em ereção. Depois, comece a contrair a musculatura do períneo e sinta a potente energia que vem do "chacra" sexual (na região centralizada no períneo). Sinta a energia sexual crescer e subir, em sentido ascendente, expandindo-se pelo seu corpo. Então fique em pé, relaxe e movimente a pélvis em várias direções, fazendo a energia circular por toda a pélvis estimulando os genitais.

Na sequência, faça movimentos ascendentes, circulares e em forma de onda com o corpo projetando a energia para outras partes, a fim de estimular todo o organismo. Lembre-se que no ato sexual você usa estes movimentos. Sinta o prazer da energia sexual percorrendo o seu corpo. Se você quiser, pode fazer enquanto dança com suas músicas preferidas.

Esta dinâmica estimula e intensifica a energia sexual e é utilizada de diversas maneiras no tantra e taoísmo. Este exercício amplia a potência orgástica e a satisfação sexual, aumenta a irrigação sanguínea da pélvis e a vitalidade de homens e mulheres.

Podemos sentir os resultados eficientes desta técnica, quando percebermos que o nosso corpo ganha energia e disposição para outras atividades além do sexo.

## Pompoarismo Masculino

Para ter melhor performance, o homem pode incorporar técnicas que fortalecem a musculatura ligada à ereção de maneira natural, ou seja, sem o uso de acessórios. A prática de exercícios que previnem a impotência e a falta de desejo sexual. Os exercícios prolongam o tempo do ato sexual e permitem ao homem fazer variações incríveis de posições e movimentos mais criativos e dinâmicos com seu membro.

## Pênis Yin e Yang

Uma maneira simples para obter ereções mais potentes é estimular a região genital com movimentos e massagens que ativam a circulação. Fazer este exercício diariamente e, também, evitar relações e masturbações rápidas. Quando possível, desfrutar de diversas relações sexuais sem ejacular tornam o membro mais rígido e túrgido. Lembre-se, sempre, que as ejaculações rápidas e insatisfatórias podem diminuir a potência sexual gradativamente.

## Técnica para Aumentar a Virilidade

Lembre-se que o ideal é que as relações sexuais ultrapassem 60 minutos. As rapidinhas podem ser boas, mas devem ser as exceções!

Durante o ato sexual procure variar as penetrações e movimentos, prolongando os momentos de excitação e alternando com períodos de relaxamento e tranquilidade. Tenha uma meta e melhore a qualidade e o tempo do intercurso, gradativamente, e sinta a diferença na disposição física durante e após as relações sexuais. Para aprofundar estas técnicas, busque mais informações no livro: Potência Sexual Masculina, de Kadosh (2013).

## Um Segredo Íntimo para Obter mais Rigidez do Pênis

Na sua próxima relação, procure criar intervalos de alguns minutos sem ejacular, que você pode aproveitar para se tranquilizar e estimular sua parceira. Uma ou duas pausas é o suficiente em uma relação. Quando dispuser de mais tempo, aumente os intervalos, respire fundo, relaxe... Então, vá ao banheiro, urine e a seguir lave o pênis com água fria para aliviar a pressão que pode resultar em uma ejaculação mais rápida. Retorne e inicie novas preliminares que aumentarão, novamente, o fluxo de sangue no pênis, tornando-o mais rígido para a penetração... Esta prática aumenta, gradativamente, o tempo de ereção e diâmetro do membro.

Se o homem, durante o ato, der um "tempinho" e tranquilizar-se reduzindo o nível de excitação por algum tempo, poderá fazer com que a excitação retorne com mais intensidade.

## Performance Masculina que Enlouquece sua Mulher na Cama

Quando um homem tem amor e atração pela mulher com a qual está se relacionando estará mais apto para ter uma relação sexual mais gratificante. As mulheres, em geral, adoram homens românticos e sofisticados que capricham nas preliminares e sabem ser criativos na performance.

Os homens que adoram satisfazer, em primeiro lugar, a sua amada são especiais e até mesmo raros nos dias de hoje, em que muitos buscam uma satisfação rápida, sem ao menos pensar em dar prazer à parceira. Para a mulher, ter um companheiro que sabe estimular outras partes do corpo feminino, além dos mamilos e genitais, é essencial para intensificar o prazer e o orgasmo.

Dominar o instinto de querer obter satisfação rápida e procurar primeiro satisfazer sua parceira, primorosamente, para depois pensar no seu próprio prazer. Esta atitude masculina é muito apreciada pelas mulheres e os que a praticam estão no caminho certo.

*Especialmente para a mulher, o ato de fazer amor continua após o orgasmo. Por isso, não deite para o outro lado e durma logo após fazer amor, como muitos o fazem. Aproveite e dê uma dose extra de afagos e carinhos. Ela vai adorar!*

Toda mulher adora receber carinho e atenção do homem que ama depois de praticarem sexo. Isto acontece porque o prazer e o orgasmo feminino se prolongam por muito mais tempo do que no homem. As sensações orgásticas da mulher se prolongam mesmo depois do pico mais forte. Esta energia potente que continua no corpo feminino, durante e depois do orgasmo, não deve ser desperdiçada pelo casal, mas, ao invés disto, poderá ser compartilhada pelos dois. Os abraços e intensas carícias fazem que esta energia de prazer torne mais quente e apaixonada a relação.

Muitos homens escondem ou bloqueiam suas emoções e, assim, acabam sentindo menos prazer. Saiba que não é nada bom para uma mulher transar com um homem sem afeto que mais parece uma "máquina". Então, intensifique os abraços e beije sua mulher como se fosse a primeira ou a última vez. Com coragem, demonstre seu amor, seu desejo e a sua paixão. Enfim! Trate-a com uma "Deusa", e tenha certeza de que a mulher que ama, considera estes momentos inesquecíveis como um tesouro.

*High Performance significa ir além do convencional. É saber dar mais significado ao relacionamento. Cuidar da própria saúde e do companheiro e fazer amor descobrindo as infinitas formas de proporcionar mais prazer.*

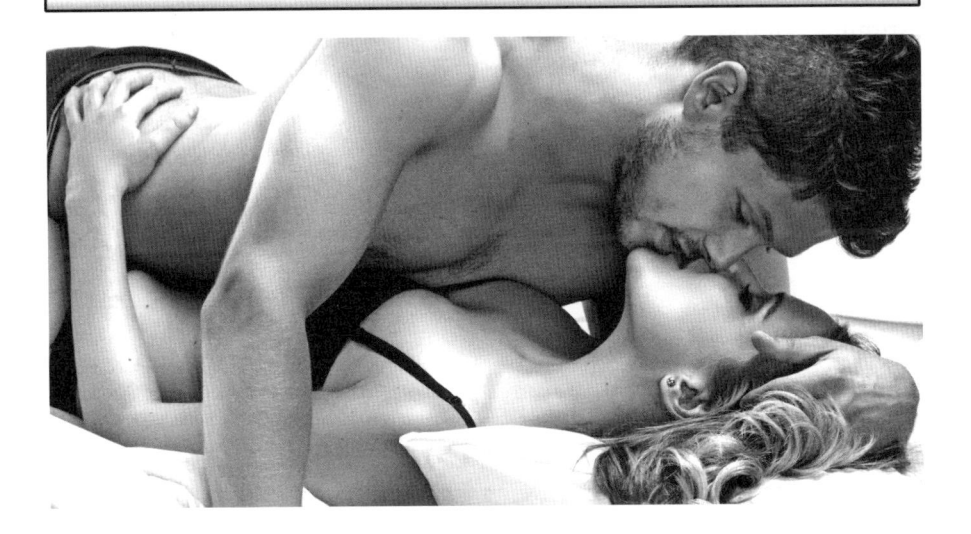

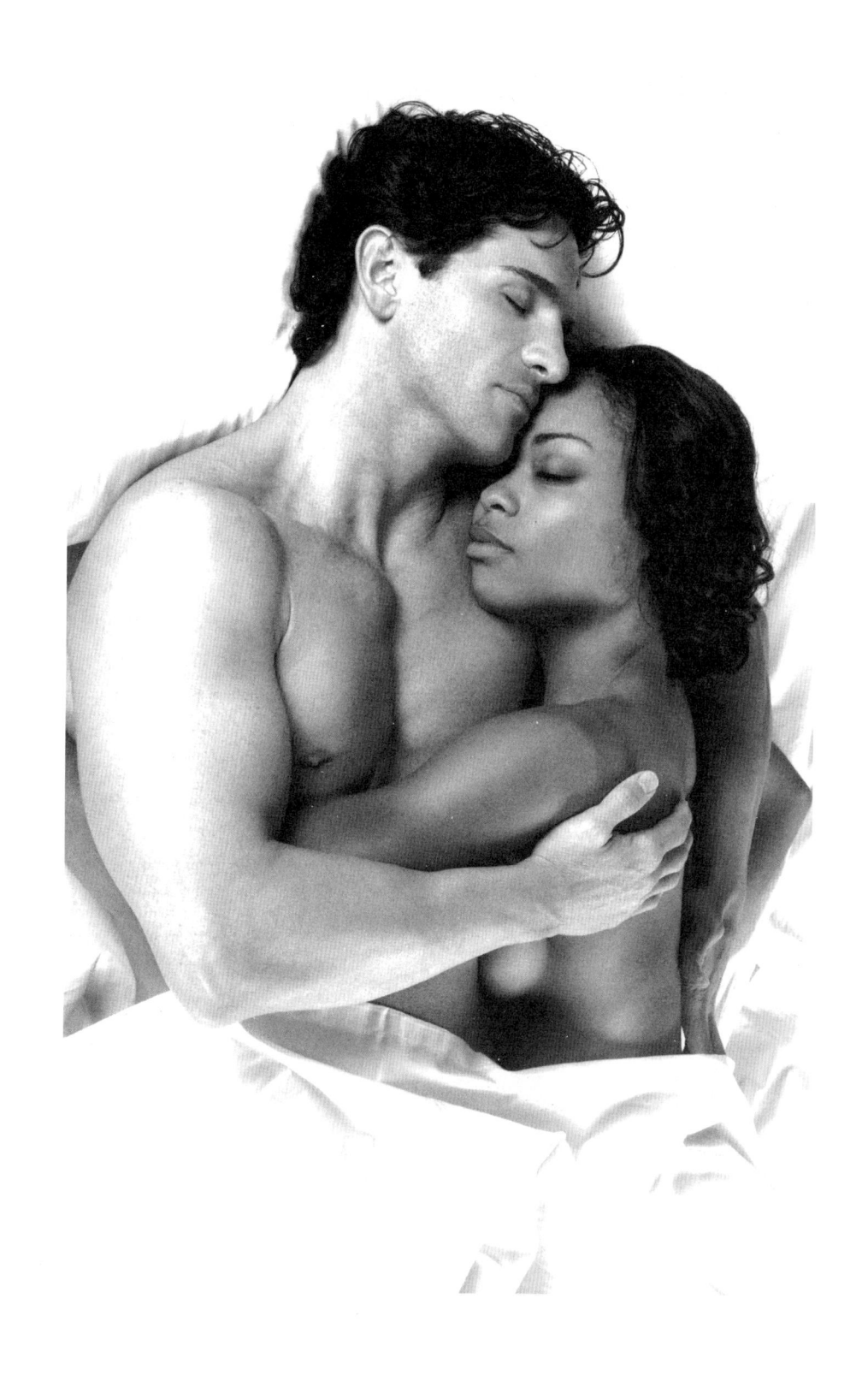

# PARTE VI

## Performance e Segredos Femininos

### Pense mais em sexo, Fantasie e Fique Mais Sexy

Atualmente, são muitas as atividades e compromissos profissionais e familiares que exigem bastante dedicação da maioria das mulheres. Mas é terapêutico usar alguns momentos do seu dia para obter mais estímulos através de sensações de prazer. Pensar e fantasiar com sexo por alguns minutos todos os dias poderá deixá-la mais sexy e cheia de energia. Este hábito saudável, mais comum entre os homens, afasta a depressão e o desânimo e aumenta a disposição e a libido. Uma das maneiras simples para aumentar a libido é buscar por mais prazeres sensoriais e fantasiar. Dedicar um tempo no seu dia, para relaxar e sentir prazer, traz maior excitação às mulheres.

Fantasiar com sexo e com mensagens eróticas estimula o cérebro e a região genital. Como consequência, aumenta os níveis hormonais aumentando a libido, realçando a beleza feminina, trazendo ao rosto uma expressão mais sedutora que deixa os olhos brilhantes e os lábios mais carnudos e sensuais. Este é um dos segredos das mulheres que possuem uma aparência mais alegre, jovem e sexy!

### Aumente seu Prazer Sensorial e Desejo Sexual

Uma boa ideia para ter um dia mais estimulante é dar uma caminhada e relaxar um pouco em um intervalo do seu trabalho. Procure pensar positivamente e busque por sensações agradáveis. Caminhe admirando as árvores, flores ou a arquitetura do local. Sinta as agradáveis sensações da natureza, como a brisa ou a gostosa sensação de calor do sol da tarde iluminando a sua pele. Deixe a beleza entrar em seu dia a dia. Sinta-se viva! Celebre!... E acredite: estar bem, aumenta o poder imunológico, gera mais energia e, consequentemente, você ficará com mais tesão e disposição para o sexo. Lembre-se sempre que trabalhar demais, cuidar de todo mundo menos de você mesma pode deixá-la exausta e com baixa resistência imunológica. Então, previna-se, trabalhe com equilíbrio, de preferência em uma atividade que lhe dê prazer e cuide de você como uma "Deusa"... Afinal você merece ser feliz!

Pensar e desfrutar de momentos de prazer, ler livros eróticos, planejar novidades ou fantasias sensuais. Passar no final da tarde no seu sexy shop favorito e saber das novidades... Experimentar uma nova lingerie e imaginar como será a próxima transa com seu namorado ou marido. Estas atitudes simples conectam a mulher ao erotismo – estimulando as fantasias e desejos, produzindo, assim, um efeito imediato na libido. Agindo desta maneira seu homem terá sempre uma mulher quente e cheia de novidades.

Se durante a semana você praticar uma atividade física que lhe proporcione bem-estar e prazer, tais como yoga, dança, academia, etc., ou fizer tratamentos de beleza, ou mesmo receber uma massagem para relaxar; enfim, cuidar e dar um "carinho especial" para você em um local mais tranquilo, poderá ajudar a recuperar a energia e ter mais disposição para fazer amor. Muitas mulheres dizem que não tem tempo para si mesmas. Priorize o que é essencial na sua vida: A saúde, o bem estar, o amor da sua vida e assim por diante. Cuide-se, ame-se mais.

# Treine para ter Mais Prazer e Surpreenda seu Amado

Se você quer melhorar sua saúde e performance sexual habitue-se, todos os dias, a praticar pompoarismo ou ginástica íntima. Comece assim: contraia sua vagina e períneo com prazer e visualize momentos e fantasias eróticas e sinta a energia gostosa do tesão aquecer sua região genital. Comece com 8 a 10 contrações 3 vezes ao dia e vá aumentando gradativamente até chegar a 20, 30 ou mais. Este exercício aumenta a excitação, ativa os hormônios e fortalece a musculatura vaginal. São conhecidos como exercícios do "Dr Kegel" (médico ginecologista americano) que os tornou conhecidos no Ocidente. As mulheres orientais praticam estes exercícios há milênios e possuem em geral excelente saúde sexual. É ótimo praticar os exercícios de "Kegel" para se preparar para a performance sexual.

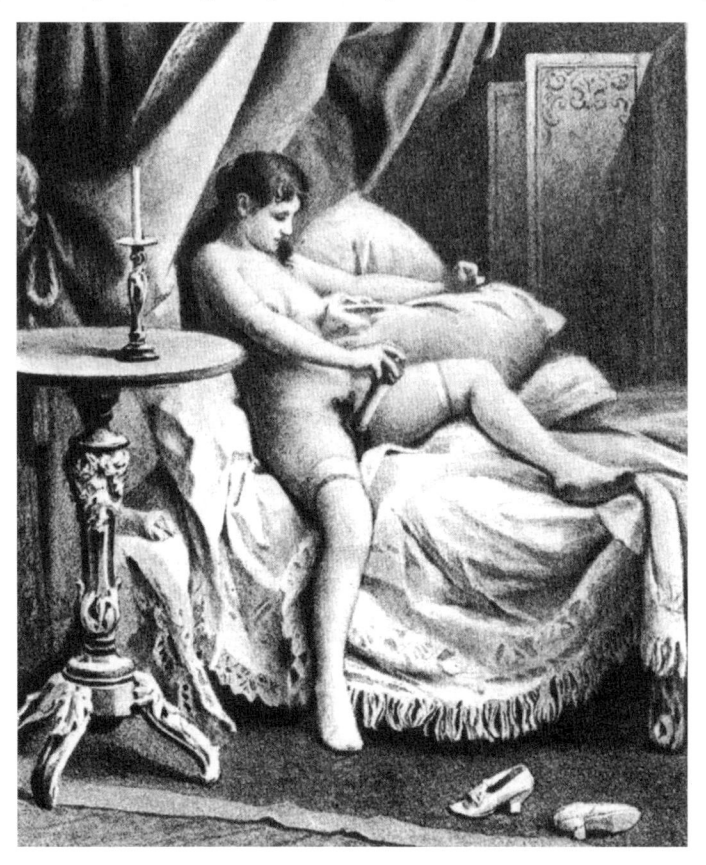

Se você está solteira é ótimo para turbinar os hormônios e feromônios e ficar mais sexy e atraente. Você pode colocar uma música e acompanhar o ritmo com os quadris fazendo movimentos circulares, ou em forma de onda. Poderá também praticar as contrações enquanto espera por uma pessoa, no seu carro ou quando está trabalhando em seu computador. São exercícios íntimos imperceptíveis. Ninguém percebe que você está fazendo. Outra maneira de praticar é usar seu "sexytoy" predileto como pesinhos, bolinhas tailandeses (bem-wa), vibradores, etc., para estimular a musculatura vaginal e potencializar o prazer e o orgasmo. É uma maneira de adquirir mais libido e ficar mais "apertadinha" para o sexo e potencializar seu orgasmo.

## Dance e Seduza seu Parceiro

Para a performance da mulher é importante buscar o próprio prazer. Saber alternar diferentes ritmos usando movimentos lentos e diferenciados, alternados com outros mais rápidos e intensos. Estas variações nas preliminares, e mesmo após a penetração, podem fazer aumentar o prazer e a diversão.

Uma sugestão é usar música para sua performance. Para iniciar, coloque uma música sensual mais lenta para as preliminares e, depois, uma sequência de músicas mais quentes e estimulantes para deixá-la mais disposta e criativa na variação de posições.

Inicie, lentamente, sentindo e acompanhando o ritmo da música nas preliminares. Prolongue ao máximo seu prazer e do seu parceiro. Durante a fase de penetração, sintonize os movimentos voluptuosos da sua vagina massageando o membro masculino com os músculos vaginais, acompanhando o ritmo com os movimentos que a deixam mais excitada. Faça seu parceiro acompanhar seus ritmos e movimentos. Inove todas as vezes que for transar surpreendendo com uma performance quente e inédita que pode ser acompanhada do ritmo musical predileto do casal. É uma dica preciosa para a mulher que realmente aprecia "enlouquecer" seu parceiro com mais criatividade e prazer.

Através desta consciência, a mulher passa a ser cada vez mais ativa no ato sexual na busca do próprio prazer o que é uma das maneiras mais eficazes de potencializar o orgasmo feminino.

Para a mulher é importante fortalecer os músculos usados para fazer amor, especialmente, os pélvicos e vaginais com exercícios que ativam a circulação sanguínea. Isso melhora os níveis hormonais e aumenta a sensibilidade ao prazer de áreas erógenas como o clitóris e o Ponto "G".

O fortalecimento e o aumento da sensibilidade ao prazer da musculatura interna da vagina levam a aumentar a excitação e, em consequência, o potencial orgástico, intensificando o prazer da mulher. Este estado de alta energia de excitação e prazer pode ser aproveitado para energizar todo corpo feminino, semelhante ao que ocorre no homem. Uma mulher com este potencial energético e desejo sexual elevado poderá ter orgasmos de alta potência.

> *Um bom condicionamento físico e uma pélvis fortalecida podem melhorar seu desempenho na cama fazendo que você responda melhor aos movimentos e estocadas do membro masculino. Seu parceiro poderá sentir uma vagina mais "gulosa" e voluptuosa, ávida de prazer, e que acompanha os movimentos e os ritmos potentes das estocadas masculinas.*
> *Tudo isto faz com que a mulher tenha uma performance sexual muito mais ativa e dinâmica, transformando-a na mulher "fogosa" que todo homem deseja.*

# Uma Performance mais Quente e Criativa

Muitos homens desejam companheiras mais ativas na performance. Para um homem, não é fácil assumir toda a responsabilidade de tornar o sexo satisfatório e prazeroso para o casal, principalmente, se sentir que a mulher fica na expectativa de que somente ele se esforce no sentido de oferecer mais prazer. Porém, muitos homens não têm a coragem de pedir à sua parceira que conduza a performance, mesmo que por breves momentos durante o intercurso, principalmente, se não for uma mulher na qual ele se sinta seguro para expor seus desejos ou que não tenha muita intimidade.

O temor de ser rejeitado sexualmente, levar um "não" ou achar que não está desempenhando o papel de "homem de verdade", faz com que muitos deles não demonstrem o desejo de ter uma parceira mais ativa e ousada.

As mulheres que assumem o comando da performance sexual, pelo menos uma vez ou outra, poderão oferecer um estimulante a mais para a fantasia sexual masculina. Na realidade, esta atitude da parceira pode ser muito desejada, mas muitos homens a mantêm em segredo.

As mulheres que adoram tomar iniciativas e ter uma atitude mais sedutora e, muitas vezes, mais "dominadora" na cama, de maneira instintiva, sabem o quanto isso aumenta a excitação de ambos e o quanto o relacionamento fica mais gostoso e excitante. Por outro lado, ainda existem homens que se sentem inseguros com estas iniciativas. Conversar sobre o assunto, de uma maneira agradável e sexy, poderá resolver esta questão e liberar desejos e emoções há muito tempo reprimidas por ambos.

Na área do amor e do sexo, a fantasia, a criatividade nos toques, as posições sexuais e a cumplicidade de desejos aumentam a excitação, assim como a performance sexual. Em resumo, o que os homens querem é uma mulher companheira, parceira, esposa e amante.

> *Faça amor com arte e paixão! Use sua imaginação! O sexo previsível e monótono não combina com um casal quente e apaixonado.*

# Como Ficar Mais Sexy e Poderosa

## Autoestima

Ter autoconfiança e gostar de si mesma, se achar sexy, independente do tipo físico ou idade. Ter sempre uma atitude positiva em relação a você mesma, como amar e aceitar-se do jeito que você é.

Não se importe tanto com o que algumas pessoas possam falar ou pensar sobre você. A opinião que você tem sobre si é a mais importante de todas. Lembre-se do seu poder mental e, assim, se você pensar que pode, poderá! Com certeza! Pense que você é única e que não existe no universo ninguém mais como você: linda! Sexy! Maravilhosa na cama!

## Estar Preparada para o Sexo

Hoje em dia, existe muita informação, mas saiba selecionar e busque qualidade para aprimorar seus conhecimentos. Estar sempre antenada ajuda muito a se preparar para performances inesquecíveis. Procure livros e cursos de artes sensuais que realmente possam influenciar positivamente sua vida sexual e que adicionem novidades, para que você esteja sempre preparada para surpreender seu parceiro.

## Mais Saúde para ter Mais Tesão

Cuidar da saúde com exercícios físicos e alimentação adequada podem aumentar muito o seu tesão e prazer. Não se esqueça dos seus exames preventivos e use sempre preservativos. Prevenir é sempre o melhor remédio. Lembre-se também que sua vagina necessita respirar. Evite calças apertadas como jeans no seu dia a dia. Os fungos e bactérias adoram lugares úmidos e com pouca ventilação ocasionando corrimento e outros problemas inconvenientes. As calças apertadas provocam, também, diminuição da circulação e suas consequências são celulite e varizes. Sempre que puder deixe sua vagina respirar e não use calcinhas para dormir e, quando tiver oportunidade, tome um banho de sol nua para energizar sua região genital. Os gregos tinham razão: aumenta notavelmente a saúde e o tesão!

## Criatividade e Diferencial no Ato Sexual

Devemos sempre dar um fim na monotonia e usar mais recursos para deixar o sexo mais criativo e divertido. Que tal novas técnicas de pompoarismo? Ou tentar novas posições de Kama Sutra que aumentem o prazer do casal? Ou até mesmo variar buscando lugares diferentes para transar? Se vocês vão ficar em casa no final de semana crie uma decoração sensual com luzes de cores quentes, almofadas e velas aromáticas.

## Saber Fantasiar

Seu homem pode esquecer-se de uma transa gostosa, mas nunca vai esquecer daquela fantasia sensual que terminou numa transa sensacional. Liberte-se dos preconceitos e comece a viver suas mais intensas fantasias. Elas podem ser divertidas e rir ajuda a subir os níveis hormonais e aumenta o desejo. Você pode surpreendê-lo com um striptease ou fazer uma fantasia poderosa e picante com o uso de fetiches e acessórios eróticos e isto tudo pode fazer a transa... "pegar fogo". Ver mais: Fantasias Sensuais – 50 Tons de Sedução.

## Como Ser Mais Ousada na Cama

O homem adora quando a sua mulher o procura com tesão e ousa seduzi-lo com mais ousadia. Se seu marido ou namorado não está acostumado com novas atitudes, e se você nunca tentou ser mais ousada, o melhor a fazer é conversar com ele. O diálogo é sempre importante para que ele a entenda e apoie seu desejo de esquentar o relacionamento. Lembre-se sempre que o casal só deve fazer algo diferente se os dois estão de acordo. Mas, na maioria dos casos, comecem através do passo a passo. As mudanças podem ser a solução ideal para iniciar com novas atitudes e incorporar novidades.

## Como Apimentar e Livrar-se do Sexo Previsível

Ter coragem para olhar e seduzir seu companheiro como no início do relacionamento. Em especial, para os casais que estão há muito tempo juntos. Usar palavras picantes durante a transa, mostrar seu desejo de maneiras variadas, algumas vezes de maneira mais sensual e romântica, alternando com um sexo mais selvagem e ousado com beijos gulosos, toques ousados e fazendo sexo oral com muito tesão, para que ele perceba, realmente, que você o deseja intensamente. Uma mulher assim é impactante para a maioria dos homens. Não deixe seu marido ou namorado carente de sexo quente ou de novidades eróticas. Proteja seu relacionamento!

**Diferencie a Performance Aprendendo Novos Segredos Sexuais**

Descubra novas maneiras de dar mais prazer ao seu parceiro ativando os pontos e áreas erógenas de maneiras inusitadas através de massagens eróticas como a tailandesa ou a tântrica ou faça banhos eróticos e brinquem com a espuma de uma maneira deliciosa e sensual. São maneiras prazerosas de tornar mais exótica e criativa as preliminares de sua performance.

# Como Enlouquecer um Homem na Cama

Todo homem deseja uma mulher quente! Que tal falar mais sobre sexo e fantasias com seu namorado ou marido? Saiba que os homens adoram e se sentem excitados em saber que são importantes e atraentes para sua mulher. Expresse seu tesão com gemidos e sussurros de forma natural – não precisa exagerar. Estas manifestações de prazer são preciosas para o homem, pois ele pode estar pensando em sexo e, nada melhor, do que uma conexão íntima de desejos.

Isto é essencial para aumentar a cumplicidade do casal na cama. Quando você tem uma atitude mais ousada e sexy como sair para jantar sem calcinha e com muito charme fazer com que ele descubra sua travessura de uma maneira sofisticada e criativa.

Qual o homem não deseja, secretamente, ser seduzida por sua esposa ou namorada? Tenha coragem e decida afastar monotonia do seu relacionamento e mantenha a chama sexual na cama.

Acerte no alvo fazendo uma massagem sensual "lingan" (técnica de massagem no membro masculino que usa os movimentos lentos e variados, auxiliando o homem a ter mais tempo de ereção). Para fazer esta massagem, mova as mãos vagarosamente e com pressão suficiente para aumentar a excitação do seu parceiro. Use, para lubrificar, um creme ou loções apropriadas que você poderá encontrar em sexy-shop.

Leia, pratique e se apaixone por arte erótica como Kama Sutra, Tantra e Pompoarismo. Um dos conhecimentos mais preciosos para a performance sexual são as massagens vaginais secretas das gueixas que usam os movimentos da musculatura interna vaginal sincronizados com os movimentos pélvicos, ocasionando sensações incríveis e diferenciadas para o casal. Saber movimentar a vagina das mais variadas maneiras durante a penetração é o que existe de melhor para os dois enlouquecerem na cama. Use também o seu talento e instinto. Misture técnicas, experimente e principalmente: seja criativa!

Para usar as técnicas de Kama Sutra e pompoarismo faça movimentos prazerosos sem machucar o membro masculino. Para isto, evite movimentos bruscos e observe o ângulo de ereção do homem. Se ele for jovem, a ereção fica em um ângulo próximo ao abdômen e, em um homem com mais idade, o ângulo fica mais aberto. Durante a penetração use posições em que você busque seu prazer e o dele, mas cuidado com posições e movimentos que possam dobrar o pênis no sentido oposto ao ângulo natural o que pode machucar a musculatura ligada à ereção.

Se você quer mais tempo de performance, evite posições que facilitem uma rápida ejaculação como as posições em que o homem fica mais ativo, ou seja, aquelas em que o homem fica em cima. Deixe posições como as em que a mulher fica de quatro para o final da performance. Lembre, também, que movimentos muito rápidos no estilo "vai e vem" no momento da penetração tanto da mulher como do homem podem levar a uma rápida ejaculação. Se quiser prolongar o prazer, o casal deve usar respiração profunda e movimentos mais lentos. A mulher também pode auxiliar o homem a ter mais tempo de prazer e satisfação mais profunda com estes conhecimentos.

Como saber fazer amor também é uma arte, estas técnicas, bem utilizadas, estão entre as melhores para as mulheres que querem ser maravilhosas na cama. O motivo é que essas posições privilegiam a relação pênis X vagina que são importantes para sofisticar e diferenciar a performance sexual feminina.

Para muitos homens é gostoso simplesmente fazer sexo ao invés de fazer amor. As transas rápidas e intensas podem ser muito estimulantes também para mulheres. O ideal é variar e usar seu instinto na busca do prazer!

Aproveite a ereção matinal do seu parceiro. Se ele adora fazer sexo pela manhã dê uma chance a ele. Levante um pouco mais cedo faça um café da manhã delicioso e, depois, transem com toda a disposição matinal. Ele vai adorar! Isto pode colocar um sorriso no rosto dele o dia inteiro...

É muito importante também guardar mistérios e ter sempre novidades eróticas para fazer crescer cada vez mais a expectativa sexual do seu homem. Quanto mais você for criativa e usar seu talento e conhecimentos com intensidade e volúpia mais vai envolvê-lo na cama.

> *De uma maneira geral, os homens envolvem-se mais com a atmosfera excitante e focam sua atenção no que a mulher tem de mais atraente e bonito. Então, deixe de se preocupar tanto com "aqueles detalhes" como gordurinhas e celulite, etc., e mostre toda sua sensualidade, colocando em evidência seus ângulos mais bonitos. No sexo é essencial que ele perceba sua energia e disposição, motivada pelo desejo que você tem por ele. Isto sim vai deixá-lo mais excitado e feliz!*

Cada um dos parceiros deve estar disposto a dar o máximo de prazer um ao outro e fazer de cada ato sexual uma obra prima rara, criativa e única.

# 15 Sugestões para Apimentar a Performance Sexual

## 1 - Aqueça o sexo com algemas e chicotes

Aproveite o estímulo do momento! Jamais o erotismo esteve tão em alta. São muitos livros e filmes ricos em um universo de intensa sensualidade. Quebre algumas regras e faça sexo com mais ousadia. Use algemas e chicotes para aquecer suas fantasias e jogos eróticos. Entre em um clima de fetiche e escolha se você quer ser uma poderosa dominadora, ou submeter-se aos desejos mais inconfessáveis e enlouquecer de prazer o seu parceiro.

## 2 - Utilize vendas

Faça amor usando vendas. Privar a visão amplia outras sensações como tato e olfato. Podem ser usadas pelos dois na performance sexual, ou realçar as preliminares e massagens eróticas.Você pode usar as vendas para fazer uma surpresa para o seu parceiro e esconder a sua nova lingerie!

## 3 - Velas sensuais

A luz das velas favorece um ambiente mais intimista e também pode criar uma atmosfera mais sexy ou romântica. Podem ser uma ótima opção nesta época de falta de energia, mas é importante colocá-las em local seguro e distante de tecidos e almofadas. Uma ótima dica são as velas hidratantes para massagem sensual que são encontradas em diversos aromas. As gotinhas derretidas podem ser usadas para beijar e deslizar as mãos durante as massagens.

## 4 - Lingerie sensual

Este pequenino pedaço de pano tem um poder de sedução capaz de enlouquecer um homem. Hoje podemos encontrar nos Sexshop calcinhas com vibradores para você chegar ao encontro cheia de tesão e até as comestíveis de diversos sabores. Algumas possuem fendas em baixo, permitindo fazer sexo sem tirá-las e outras têm lindos laços dos lados e são ótimas se, após o striptease, você não decidir tirá-las... Ele vai adorar fazer isto por você.

## 5 - Fetiches

Criadas pelas dançarinas francesas no auge da "Belle Époque", para simplesmente segurar as meias enquanto dançavam. Hoje voltam à tona com força total deixando a mulher com um visual irresistível. Estas pequenas peças simbolizam uma mulher que sabe usar o erotismo para seduzir. Use complementando sua lingerie. Desperte o desejo e a imaginação do seu parceiro!

## 6 - Culinária erótica

Que tal ser uma "Chef du Cuisine" super sexy? Faça uma receita fácil, saudável e afrodisíaca. Use por exemplo: ingredientes como morangos ou cerejas e regue com chocolate derretido. Use para provocar fazendo jogos eróticos e lembre que as frutas vermelhas são ricas em betacaroteno e vão dar energia extra para o sexo.

## 7 - Fantasias criativas

As fantasias sensuais podem ser usadas como um ótimo recurso para que o relacionamento não caia na rotina. Enfrente sua timidez porque com certeza o resultado vai compensar. É bem melhor você ser mais ousada e seduzir seu companheiro do que deixá-lo sedento de novidades. Você pode começar com uma fantasia lúdica e divertida e, depois, criar outras mais elaboradas como um striptease ao estilo "burlesque" ou fazer uma fantasia poderosa e ousada usando seus fetiches prediletos. Saiba mais: Fantasias Sensuais – 50 Tons de Sedução.

## 8 - Dê um "upgrade"

O segredo é dedicar um tempo para as coisas mais importantes da sua vida. Uma boa ideia é dar um "Upgrade" na performance sexual. Fortaleça suas pernas e coxas fazendo exercícios com muitos agachamentos e com um livro ilustrado com posições de Kama Sutra (escolha o de sua preferência). A dica é treinar as posições sozinha e observar suas possibilidades de acordo com sua flexibilidade e desenvoltura na variação das posições. Tenha certeza que este treinamento poderá levá-la a um melhor desempenho na sua performance com o seu parceiro. Um diferencial incrível para uma mulher na cama. Que tal ter a experiência de massagear o pênis do seu amado usando a vagina com os segredos mais exóticos do pompoarismo.

## 9 - Use mais tons de sedução

Podemos aproveitar e são bem vindos todos os 50 tons de sedução do cinza, mas temos à disposição infinitos tons e cores da natureza exuberante para ampliar a criatividade no sexo. Aproveitar os tons e sensações que a natureza nos proporciona e transar em lugares paradisíacos neste planeta repleto de regiões serranas super charmosas e praias afrodisíacas pode ser algo inesquecível. Uma dica é levar sempre filtro solar e repelente de insetos.

## 10 - Maravilhosas transas aquáticas

Fazer amor ao lado de uma cachoeira é uma experiência refrescante. Outra maneira de inovar é tomar um banho noturno em uma piscina térmica. Só vocês dois e com direito a um "watsu" massagem dentro da água. Inicie com ele pegando você no colo e balançando como um bebê e depois massageando seus seios e genitais. E com sorte, se não tiver ninguém por perto, poderão até transar deliciosamente...

## 11 - Mais Fogo e Paixão

Faça sua noite de inverno ficar muito quente. Escolha para o seu final de semana um hotel ou pousada com lareira. Leve seu vinho predileto e uma manta macia e aconchegante estenda no chão a uma distância segura da lareira. Apague as luzes e aproveite a luz do fogo para começar a dançar com movimentos ascendentes acompanhando as formas das chamas da lareira enquanto tira a roupa lentamente. Toque em seu corpo seduzindo-o...

## 12 - "Arrase" com seu Sexo Oral

O homem percebe e adora quando uma mulher realmente gosta e sabe fazer muito bem sexo oral. Muitos homens sonham em ser acordados com sexo oral e, em poucos segundos, você poderá ter um homem pronto e excitado para fazer amor. Se você gosta de receber sexo oral expresse seu desejo quando ele a estimula, isto será ótimo para ele sentir que você esta adorando e apreciando a iniciativa. Exercícios de ginástica facial podem auxiliar para que você consiga abrir bem a boca para dar mais prazer e, também, para não machucar o membro masculino com os dentes. Lembre a língua é um músculo e pode ser exercitada movimente-a fazendo movimentos variados para que ela se fortaleça. A dica é treinar como na Tailândia.

## 13 - Crie um cenário erótico

Que tal combinar sua transa e fantasias com uma decoração especial? Escolha um tema de acordo com a sua preferência e a dele. Use cenários mais românticos decorando com flores ou frutas se quiser fazer amor apaixonadamente. Mas, se você planeja um sexo mais selvagem, use luzes coloridas e fetiches como chicotes e algemas, etc. Decore o ambiente conforme o seu desejo e o clima que você quer produzir. Ambientes decorados são ótimos para estimular as fantasias sensuais e, combinar o cenário com seu personagem predileto, podem fazer a transa pegar fogo!

## 14 - Turbine o sexo com acessórios

Surpreenda o seu amor fazendo uma excitante visita a um sexy shop e fique conhecendo os mais incríveis brinquedos. Hoje você encontra uma diversidade imensa de acessórios sofisticados e com alta tecnologia desde os mais simples como anéis vibratórios ou até mesmo vibradores de multivelocidades que podem estimular, ao mesmo tempo, o homem e a mulher.

## 15 - Mais que sexo faça arte erótica

Conhecer mais sobre arte erótica é a melhor dica para toda mulher que queira ter experiências sexuais inesquecíveis. Aumente seu "knowhow" sempre e você não vai mais querer parar. O maior segredo que você pode ter para surpreender seu parceiro é fazer do sexo uma "obra-prima". Receber e dar muito mais prazer. Para isto, aprimore a arte de fazer amor com livros de Kama Sutra e Pompoarismo que são aliados de toda mulher que adora fazer sexo com criatividade e sempre tem uma carta inédita debaixo da manga para aumentar o potencial de sedução! Todo homem deseja, secretamente, que sua companheira seja uma amante mais quente, ousada e diferente de todas que já conheceu?... Então seja você a mulher que ele sempre sonhou... Desejo muito amor e felicidades para você!

# Segredos das Grandes Amantes

São atitudes, movimentos e técnicas diferenciadas que podem ser aprendidas e desenvolvidas com a criatividade de cada mulher, levando à desenvoltura na prática da arte erótica e seu intenso poder de sedução.

**1 – Procure se aproximar** do homem de uma maneira sexy, abrace-o e beije-o mostrando seu desejo. Os homens adoram mulheres "quentes". Isto faz com que eles se sintam importantes e desejados por sua mulher. Depois, toque seus genitais com as mãos, procurando sentir o nível de excitação masculino. Também procure aumentar o estímulo do parceiro com beijos **pelo corpo, ou sexo oral**, observando o grau de ereção e **procurando manter o** membro masculino por mais tempo em ereção **sem acelerar o** processo com movimentos rápidos de vai e **vem com as mãos e a** boca (como os homens fazem quando se **masturbam). Procure usar** movimentos estimulantes lentos e firmes para **manter a ereção do** homem por mais tempo.

2 – Quando a mulher está muito excitada, em **geral, eleva seu quadril** fazendo um semi-arco com a coluna expondo **a vulva**. Neste momento, uma boa dica é colocar um travesseiro ou **almofada em** baixo do quadril para elevar mais a pélvis e **melhorar o ângulo de** penetração. Desta maneira, o homem poderá **dar estocadas mais** profundas e alcançar com mais facilidade o Ponto "G" e, **assim**, aumentar o prazer da mulher que terá um orgasmo mais intenso. Lembrando que os orgasmos femininos mais potentes também são extremamente prazerosos para o homem devido às contrações serem muito mais intensas e voluptuosas.

3 – Segurar o pênis com as mãos massageando de uma maneira sexy procurando sentir seu diâmetro e textura e perceber os movimentos que mais agradam e excitam ao seu parceiro. Fazer uma massagem "Lingan" (massagem no membro masculino) usando movimentos lentos e criativos com as mãos que provocam maior excitação masculina e enrijecem o pênis devido ao estímulo da circulação sanguínea.

4 – Abrace o parceiro com os braços e as pernas, assim aumentará a excitação de ambos. Aperte as pernas em volta da pélvis masculina, ao mesmo tempo em que levanta e mexe o quadril, demonstrando seu desejo e ousando. Em seguida, agarre com as mãos o bumbum do homem e, sem pudor, faça com que ele aprofunde ainda mais as estocadas. Depois, abrace mais forte e tencione o corpo indicando a aproximação do orgasmo.

**5** – Faça uma massagem com a vagina no membro masculino usando sua vulva que, nos momentos de excitação, fica mais lubrificada. Faça algumas "brincadeiras" subindo e descendo, deslizando a vulva no pênis ereto. Depois, coloque só a glande dentro da vagina e massageie usando pressões suaves e outras mais fortes. Depois, faça você mesmo a penetração no membro ereto procurando fazer com que ele sinta a força da sua musculatura vaginal. Tencione a musculatura da vagina e introduza o pênis lentamente. Comece a relaxar e contrair a vagina (pompoarismo) das mais criativas maneiras e acompanhe com movimentos voluptuosos de quadris. O ideal é treinar os movimentos eróticos e, depois, demonstrar suas habilidades na hora da performance.

*Tenha como objetivo melhorar sempre. A mulher maravilhosa na cama não é aquela que diz que sabe tudo, mas sim, aquela que está sempre querendo aprender mais... Novidades são essenciais para as grandes amantes que, realmente, sabem como surpreender na cama!*

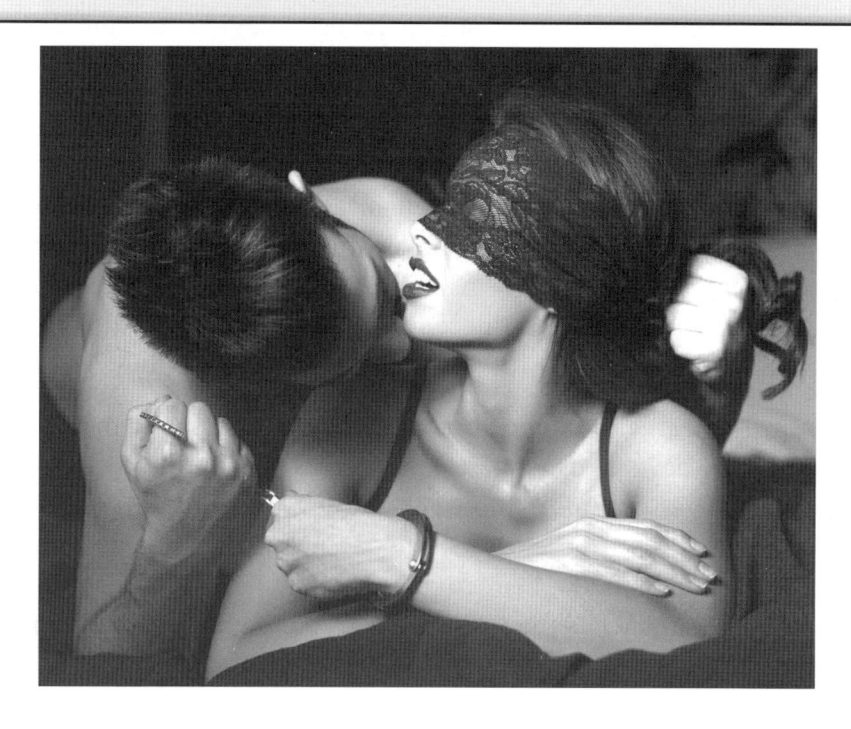

# PARTE VII

## Orgasmo: A Celebração da Performance Sexual

Orgasmo é a intensa sensação de prazer ocasionada pelo aumento da energia sexual. É estimulado por ações que ampliam as sensações eróticas e geram um estado de êxtase e uma liberação maior de hormônios relacionados ao prazer e bem-estar.

Quando o casal atinge, ao mesmo tempo, este estado de maximização do prazer, denominamos de orgasmo simultâneo.

## Potencializando o Êxtase

O caminho para aprimorar o orgasmo é estudar e praticar a milenar técnica do pompoarismo, devido ao fato de os exercícios fortalecerem todos os músculos responsáveis pela resposta sexual e orgasmo. Aperfeiçoando esta resposta, com o tempo, poderemos desfrutar de orgasmos mais intensos e profundos, obtendo até mesmo orgasmos restauradores da energia vital.

Um bom condicionamento físico e concentração auxiliam a proporcionar uma boa circulação da energia do prazer que emana da área genital. Esta energia pode ser expandida para outras partes do corpo proporcionando, assim, sofisticadas sensações eróticas e, o mais impressionante disto tudo, é que os órgãos genitais proporcionarão sensações e pulsações simultâneas e espontâneas.

Muitas vezes, as relações sexuais não chegam ao orgasmo devido a tensões, ansiedade e cansaço. Devemos sempre lembrar que, na maioria das vezes, isto não significa nenhum problema, especialmente, se acontece ocasionalmente. Fazer amor quando estamos mais descansados e tranquilos pode refletir em orgasmos mais intensos e prazerosos.

## Orgasmos e suas Variações

### Orgasmo Comum

É o estado em que a maioria dos homens e mulheres se sente satisfeita. Em geral, no homem é acompanhado pela ejaculação após alguns minutos de penetração. Na mulher é o orgasmo por estimulação clitoriana que é, geralmente, mais rápido. No orgasmo comum também ocorrem os orgasmos internos, que são considerados os melhores para a saúde e bem-estar da mulher.

### Orgasmo Simultâneo

É o momento em que o casal chega ao orgasmo juntos. Chegar ao clímax desta maneira é um dos prazeres mais desejados por muitos casais. Para obter um orgasmo simultâneo, o casal pode desenvolver técnicas tântricas para facilitar o processo ou conhecer bem as sensações do parceiro.

### Orgasmos Múltiplos

**Para os homens:** é obter vários orgasmos em uma mesma relação. Pode se desenvolver a força e a concentração para se adquirir esta capacidade aprimorando técnicas direcionadas como o taoísmo e o pompoarismo.

**Para as mulheres:** é a capacidade de multiplicar os orgasmos através do aumento da consciência erótica e saberem estimular suas zonas erógenas como ensinam as técnicas orientais.

## Hiperorgasmo

São orgasmos de alta qualidade e potência. A energia é tão intensa que pode ocasionar sensações de prazer além dos genitais e se estender pelo corpo inteiro até chegar ao cérebro. Acontecem com mais facilidade e frequência quando o casal aprimora a performance com o conhecimento das técnicas do "Tantra", com preliminares prolongadas, posições, movimentos e ritmos diferenciados que podem facilitar o desejado "Caminho do Êxtase".

As sensações de prazer e os benefícios do hiperorgasmo perduram por muito mais tempo. A revitalização proporcionada pela energia deste "super orgasmo" aumenta a vitalidade e prolonga a juventude. Pode, também, ser transformada e usada para outras áreas como artística, profissional e amorosa.

## Orgasmo Tântrico ou Nirvânico

Neste orgasmo, o prazer é completo e indescritível, unificando o corpo, a mente e o espírito em um verdadeiro estado de êxtase onde se alcança mais amor, consciência e crescimento espiritual. O mais interessante é que muitos mestres orientais chegam a este tipo de êxtase, sem necessariamente fazer o ato sexual, usando processos de meditação avançada com a finalidade de sublimar o êxtase físico e chegar ao êxtase espiritual.

# Ejaculação e Orgasmo

A ejaculação é, muitas vezes, confundida com o orgasmo masculino. Mas, simplificando, a ejaculação é a emissão do esperma (líquido espermático), enquanto o orgasmo é o momento ou "pico" de maior excitação e prazer. A ejaculação conhecida como precoce é quando ocorre logo após a penetração, ou até mesmo antes. Acontecendo com pouca frequência, não significa que seja um problema; porém, ocorrendo sempre, pode ser caracterizada como um distúrbio que deve ser tratado.

Uma das principais causas da ejaculação precoce é a ansiedade. Hoje existem conhecimentos e tratamentos muito eficazes para estes casos.

Outra questão que deve ser resolvida é a satisfação sexual que visa somente o prazer do homem que, de forma consciente ou inconsciente, não dá a importância ou atenção ao prazer da mulher. Este tipo de relação possui pouca energia circulante devido à satisfação ser unilateral, diminuindo muito os benefícios que são proporcionados por uma relação onde o prazer é compartilhado.

Este comportamento que, infelizmente, persiste até hoje, prejudica a potência masculina devido à atitude do indivíduo que não se esforça para manter o membro mais tempo em ereção na intenção de excitar, estimular e satisfazer mais a mulher; assim, deixa de fortalecer e potencializar o mecanismo de ereção. Este padrão comportamental afeta o relacionamento do casal e não é desejado pelas mulheres em geral, que, neste caso, são privadas da dedicação e das estimulações do companheiro. Devido a isto encontram dificuldade para obter prazer e orgasmos satisfatórios.

## Respiração para Melhorar a Potência Orgástica

A respiração adequada é um fator indispensável para aumentar o potencial orgástico.

> *Observe que, quando estamos felizes e obtemos satisfação plena no sexo, a respiração passa a ser mais revitalizante.*

Procure fazer exercícios para obter uma respiração mais lenta, longa e profunda e, assim, restaurar a energia vital e sexual. Melhorar a qualidade da respiração ajuda a controlar as emoções, além de aumentar nossa concentração. Lembre-se, também, que o ato sexual praticado com uma respiração lenta e profunda proporciona calma, concentração e tranquilidade. Agindo-se desta maneira, aumenta-se a oxigenação celular de nossos órgãos vitais e sexuais.

Uma boa sugestão é a prática de yoga ou técnicas de meditação. A utilização de ionizadores que proporcionam um ambiente mais saudável com o ar mais puro. Mas, para quem tem dificuldades respiratórias, ou em casos de alergias e apneias, procure um médico especialista.

## Três motivos para você melhorar sua respiração e, consequentemente, a potência orgástica:

1º – A respiração adequada faz aumentar a concentração dos pensamentos em todos os atos, principalmente, o sexual;

2º – A respiração eficiente faz aumentar a imunidade prevenindo enfermidades e o envelhecimento precoce;

3º – A respiração tranquila expande a inteligência e aumenta a consciência.

## Aumente a Energia dos Chacras e entre no Caminho do Êxtase:

Os chacras são centros energéticos do corpo por onde circula a energia vital que atua beneficiando os órgãos e sistemas vitais. Potencializar os "chacras" tem relação direta com o aumento da saúde, bem-estar e potencial orgástico.

---

**CHACRAS: SIGNIFICADO PESSOAL E PARA O CASAL:**

*SAHASRARA (chacra da coroa)* - *EU SOU - NÓS SOMOS*

*AJNA (3º olho)* - *EU VEJO - NÓS VEMOS*

*VISHUDDHA (garganta)* - *EU FALO - NÓS FALAMOS*

*ANAHATA (coração)* - *EU AMO - NÓS AMAMOS*

*MANIPURA (plexo solar)* - *EU FAÇO - NÓS FAZEMOS*

*SWADHISTHANA (sacral)* - *EU SINTO - NÓS SENTIMOS*

*MULADHARA (raiz–sexual)* - *EU SOU - NÓS SOMOS*

*Spirituality*

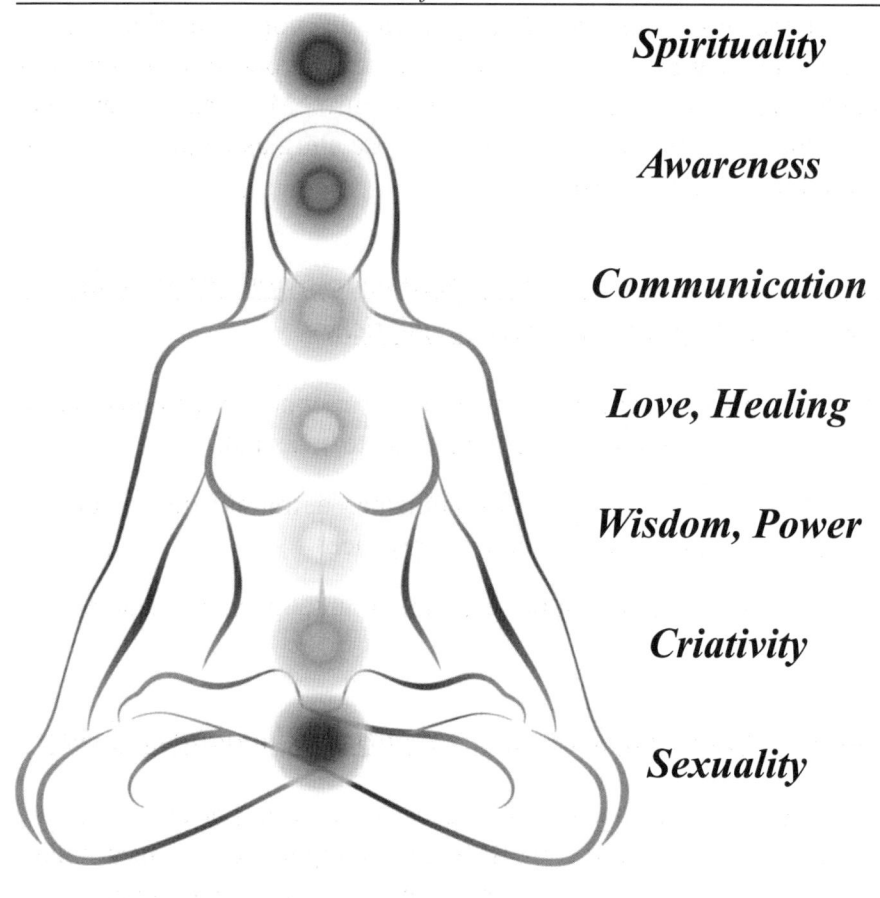

*Awareness*

*Communication*

*Love, Healing*

*Wisdom, Power*

*Criativity*

*Sexuality*

**Meditação dinâmica para casais para ativar os "chacras"**

Primeiro, sente-se de frente um para o outro e olhe para sua parceira. O casal deve procurar sintonizar a respiração. Concentre-se em cada "chacra" sentindo a energia luminosa de cada um, começando pelo "chacra básico ou sexual" na região próxima ao períneo. Depois, concentre-se no "swadhisthana" e, assim, sucessivamente. Observe e concentre sua atenção a cada um dos sete principais centros energéticos até o "chacra sahasrara" ou da coroa.

Aumente a concentração e visualize sentindo a energia crescer em cada "chacra". Dê atenção especial ao "chacra básico" (sexual). Esta dinâmica promove mais disposição para o sexo.

## Como Ativar os Chacras para Melhorar a Disposição para o Sexo e o Potencial Orgástico

1 – Aproveite mais a vida e cuide do seu corpo com atividades físicas regulares. Evite trabalhar demais e nunca tirar férias. O melhor "remédio" para ter mais energia pode ser simplesmente descansar.

2 – Sexo não se mede pela quantidade, mas sim, pela qualidade. Prefira fazer amor nos dias em que estiver com mais disposição. Outra dica é a respiração profunda e tranquila no ato sexual, o que aumenta a oxigenação do organismo e a energia.

3 – Para aumentar a energia vital é importante evitar a promiscuidade, trocas muito frequentes de parceiros, etc. As pessoas que praticam sexo com pessoas que possuem "chacras" com energia baixa ou ruim podem prejudicar sua própria energia sexual, expondo-se a doenças e problemas muito sérios. Compartilhe e preserve para alguém especial!

4 – Observe que, quando alguém faz sexo com uma pessoa que não tem muita atração, sem amor ou, pior, por obrigação, a performance é afetada e provoca, muitas vezes, cansaço, insatisfação e tristeza. Procure pensar se este relacionamento vale a pena. Sempre é melhor fazer sexo para ter mais energia e ficar mais feliz, e não o contrário.

5 – Alimente-se de forma adequada e nutritiva. Evite gorduras saturadas, açúcar, frituras, refrigerantes, etc. Dê preferência aos produtos mais naturais. O desequilíbrio e os excessos afetam a saúde e a energia.

6 – Procure locais próximos à natureza. Um final de semana num hotel ou pousada podem fazer maravilhas. O ar puro, a tranquilidade e as belezas naturais aumentam a oxigenação e a energia sexual.

7 – Muitos casais, após fazer amor, simplesmente dormem. Para os tântricos fazer isto é desperdiçar a melhor das energias do amor e

prazer. Após o orgasmo dê um abraço bem gostoso no amado e sinta a deliciosa energia do tesão expandir-se pelo corpo. Neste abraço acompanhe os movimentos do parceiro e procure expandir a energia poderosa que emana neste momento.

As pessoas que adotam esta prática tornam-se mais desejadas pelo parceiro devido à alta energia sexual que, naturalmente, adquirem e desenvolvem. Algumas pessoas já se beneficiam deste conhecimento sem imaginar o quanto compartilhar esta energia é importante.

8 – O amor é o melhor afrodisíaco para o sexo e leva o casal a ter mais tesão e orgasmos maravilhosos, além de ativar muito mais os centros energéticos. A sexualidade, sem a experiência do amor, é somente uma satisfação carnal. Se soubermos conduzir esta energia para o êxtase da alma, estaremos em pleno crescimento amoroso e sexual.

# Orgasmo Feminino e Masculino: Perguntas e Respostas

**1 – Existem diferenças entre orgasmo feminino e masculino? Quais são? Por que ocorrem?**

*Sim, existem diferenças e o nível de prazer e intensidade variam de pessoa para pessoa independentemente do sexo e da idade.*

*As mulheres, em geral, levam mais tempo para ter orgasmo. Este fato pode parecer uma desvantagem em relação ao homem, mas sobre outro ponto de vista faz com que a mulher tenha mais tempo de prazer na relação. Hoje em dia, é difícil um homem que mantenha o controle da ereção por mais de 10 minutos o que pode deixar sua parceira insatisfeita. Por este motivo, fortalecer a musculatura ligada à ereção pode colaborar tanto no orgasmo feminino quanto no masculino.*

**2 – É possível o homem ter orgasmo e não ejacular? Por quê? É algo comum ou exige treino? Explique com detalhes.**

Sim, é possível. Primeiro, é preciso entender que orgasmo não é a mesma coisa que ejaculação. De uma maneira simplificada, a ejaculação é a emissão do esperma (líquido espermático) e orgasmo é o clímax (um estado de prazer intenso). Existem técnicas como o pompoarismo, tantra e o taoísmo que ensinam como ampliar o êxtase sexual sem a necessidade de ejacular em todas as relações preservando, desta maneira, a energia sexual.

No caso do pompoarismo masculino, são técnicas milenares atualizadas que devem ser praticadas por homens de todas as idades que queiram preservar, ou potencializar seu mecanismo de ereção. Os músculos ligados à ereção são como todos os músculos do nosso corpo, ou seja, têm a necessidade de serem fortalecidos diariamente. São exercícios recomendados por especialistas como médicos urologistas e sexólogos. No pompoarismo masculino não tem uso de acessórios como no feminino e possibilitam dobrar ou triplicar o tempo de ereção dependendo da intensidade e frequência com que são praticados os exercícios. Algum tempo após o início do treinamento, percebe-se o aumento do potencial orgástico masculino e maior satisfação da parceira, a qual terá mais tempo de prazer e orgasmos mais intensos.

**3 – Sempre que o homem ejacula significa que teve um orgasmo? Por quê?**

O homem pode ter orgasmo (clímax ou êxtase sexual), independentemente da ejaculação; porém, as ejaculações rápidas nem sempre estão acompanhadas de orgasmo. Quando o homem simplesmente ejacula significa que ele terá um clímax de baixa intensidade e de apenas breves segundos. Se o homem consegue, através de técnicas específicas, obter o controle sobre os músculos ligados à ereção, prolongando o tempo da relação, consequentemente, também a mulher terá mais prazer e orgasmos mais potentes.

**4 – Quanto tempo dura o orgasmo masculino e o feminino? Por que a diferença?**

O tempo de duração é variável. A maioria dos homens e mulheres tem o prazer do orgasmo por apenas alguns segundos. Uma das maneiras de aumentar o tempo de prazer é praticar exercícios de ginástica sexual (pompoarismo) para fortalecer os músculos usados para fazer amor. Estes exercícios auxiliam as mulheres com dificuldades para alcançar o orgasmo. A maioria obtém orgasmos por estimulação do clitóris. São orgasmos prazerosos, mas, em geral, de baixa intensidade. Existem exercícios direcionados para os genitais femininos que aumentam o atrito com o membro masculino no momento da penetração, proporcionando orgasmos mais potentes e duradouros. Isto ocorre devido ao fortalecimento e a uma maior estimulação das áreas erógenas do interior vaginal como o ponto "G" e outras regiões erógenas.

**5 – O orgasmo é mais intenso em homens ou mulheres? Por quê?**

De maneira geral, quando uma mulher atinge o orgasmo, a energia do prazer percorre com mais facilidade todo o corpo e atinge o cérebro com mais intensidade; enquanto na maioria dos homens, a energia se concentra muito na área genital. Mas a intensidade pode variar de acordo como o momento e fatores individuais.

**6 – É possível que homens tenham orgasmos múltiplos? Por quê? Por que as mulheres conseguem ter orgasmos múltiplos?**

São poucos os homens que têm orgasmos múltiplos, mas existem exercícios específicos do taoísmo e outras técnicas que possibilitam os orgasmos múltiplos masculinos. No caso das mulheres, os orgasmos múltiplos são mais comuns porque elas não perdem tanta energia no orgasmo como os homens.

**7 – Existe orgasmo por meio do sexo anal para mulheres e homens? O que faz com que a pessoa tenha esse orgasmo? Tem a ver com próstata nos homens?**

Sim é possível ter orgasmo com a estimulação da região anal, períneo e da próstata no caso dos homens. Isto ocorre devido à elevada sensibilidade destas regiões erógenas, independentemente do direcionamento sexual. A pélvis é repleta de pontos erógenos, principalmente, nas áreas próximas aos genitais.

**8 – Como prolongar o orgasmo em homens e mulheres?**

Uma das principais maneiras é fortalecer os músculos ligados à ereção no homem. Para a mulher, uma das formas são as áreas internas da vagina, principalmente, na região do ponto "G". Os exercícios de ginástica íntima e também técnicas do tantra (estudos e práticas que levam ao êxtase) colaboram para prolongar e intensificar o orgasmo.

Para o homem, o livro "Potência Sexual Masculina", de Kadosh (2012), ensina exercícios que são necessários para aumentar o tempo de ereção, potencializar o orgasmo e satisfazer mais a parceira na performance sexual.

**9 – Quantos orgasmos homens e mulheres podem ter em um dia? Por quê?**

Sabemos que existem muitas pessoas que conseguem muitos orgasmos em um dia. Mas o número de pessoas que nunca conheceram e nem sabem como é ter um orgasmo é incalculável.

A boa notícia é que podemos desenvolver o potencial orgástico com práticas saudáveis e sem uso de medicamentos. Hoje, temos uma vasta coletânea de depoimentos de leitores e alunos que praticam as técnicas de pompoarismo e obtêm surpreendentes resultados. São muitas as mulheres que não conheciam ou tinham pouco prazer no clímax e, após a prática dos exercícios, conseguiram usufruir de orgasmos muito intensos.

Em relação ao número de orgasmos, podemos concluir que, em geral, "a qualidade é melhor do que a quantidade". A técnica do "hiperorgasmo" se baseia neste princípio.

**10 – Como os homens podem controlar o orgasmo para retardá-lo? As mulheres também conseguem controlar o delas?**

Além de fortalecer a musculatura da região genital, o homem pode usar técnicas de respiração e, também, aprender mais sobre posições sexuais que auxiliam a prolongar o tempo de ereção, como as sugeridas nos manuais da Kama Sutra. Muitas destas posições exigem concentração e flexibilidade, mas, desta maneira, se consegue estender o tempo da relação e intensificar o orgasmo. As mesmas técnicas podem ser usadas pelas mulheres que poderão ampliar o prazer com estes conhecimentos.

Um eficiente método de aperfeiçoamento sexual é colocar em pratica o Método Kadosh – que são preceitos eficazes para melhorar e obter resultados, com o objetivo de aumentar o tempo de ereção, evitar a impotência masculina e a ejaculação precoce, além de prevenir o câncer de próstata. É indicado por especialistas, o método aumenta o nível de testosterona, por estimular a circulação sanguínea da região genital, aumentando também a rigidez do membro masculino.

**11 – Todas as mulheres expelem líquido durante o orgasmo? Por que isso ocorre?**

Só o fato de uma mulher ficar excitada pode aumentar a lubrificação vaginal, mas, durante e nos momentos próximos ao orgasmo, se intensifica. A quantidade de líquido é variável depende dos estímulos nas preliminares, fatores genéticos, idade, etc. Tomar mais água também auxilia. A lubrificação é um mecanismo que protege a vagina e aumenta o prazer facilitando a penetração e o intercurso.

**12 – Existem mulheres que não têm orgasmos? Por quê? E homens?**

Sim, muitas mulheres não têm orgasmo e outras não sabem dizer, com certeza, se tem ou não. Sabemos, também, que é comum muitas delas terem orgasmos de baixa intensidade. Um dos motivos é que a maioria desconhece o próprio corpo e os mecanismos que levam ao prazer e a orgasmos mais satisfatórios.

As mulheres que desfrutam de orgasmos intensos e potentes são a minoria (menos que 10%). Fatores culturais e educacionais em relação à sexualidade afetam o prazer feminino até hoje.

Em relação aos homens, a maioria tem menos que 10 minutos de ereção e, após a penetração ejaculam rapidamente, o que ocasiona um baixo potencial orgástico. O sedentarismo, alimentação inadequada, a obesidade e o uso de bebidas alcoólicas e fumo afetam também o prazer masculino. Um dos motivos para que isso ocorra, é que atualmente ficamos muito tempo sentados dirigindo nossos carros ou trabalhando por muitas horas nos computadores e, assim, ocorre o relaxamento da musculatura dos genitais que, em pouco tempo, torna-se enfraquecida prejudicando a ereção no homem e provocando a flacidez vaginal nas mulheres. Por esta razão, os exercícios específicos para a área genital são tão importantes, hoje em dia, para se ter uma vida sexual com mais qualidade.

**13 – Quantos tipos de orgasmo as mulheres podem ter e quais são eles? E os homens?**

Na realidade, são muitos tipos. A mesma pessoa poderá ter orgasmos de menor ou maior potencial dependendo de fatores emocionais e físicos. O cansaço e o nível de stress podem alterar o desejo para transar e a intensidade do orgasmo. Isto vale para os dois sexos. Fazer amor quando estamos mais dispostos e descansados é sempre melhor.

**14 – Por que as mulheres têm mais dificuldade chegar ao orgasmo? Qual é a maior dificuldade para elas?**

Uma das principais maneiras para ter ou potencializar o orgasmo feminino é a autoestimulação. Para os homens, a masturbação é uma prática mais comum. No entanto, entre as mulheres, muitas foram reprimidas na busca do próprio prazer e não conhecem o mecanismo de estímulo que as levaria ao orgasmo. (O mais comum entre a maioria é o orgasmo por estimulação clitoriana, que é prazeroso; mas, geralmente, menos intenso). São *poucas as que desfrutam de orgasmos intensos e prolongados. É muito comum encontrar mulheres que nunca se masturbaram ou fazem uso de acessórios eróticos.*

*A autoestimulação com os "sexytoys" é uma das melhores maneiras de aumentar a excitação e facilitar o orgasmo quando a mulher está sozinha e, também, no ato sexual com o parceiro. Hoje, encontramos muitos acessórios nos sex shops, entre eles, o estimulador de ponto 'G' que aumenta a sensibilidade ao prazer na região interna da vagina melhorando o potencial orgástico desta área extremamente excitável.*

*Também é importante o parceiro evitar preconceitos e saber que o uso de acessórios eróticos prepara a mulher para ficar mais aquecida e excitada, também, para transar com ele. O estímulo com acessórios melhora o tônus da musculatura vaginal e proporciona mais prazer também no sexo a dois.*

**15 – Existe, realmente, o ponto G? Onde fica e como estimulá-lo? Homens também têm algum ponto específico do prazer? Qual?**

*Nas antigas culturas orientais, especialmente na Índia, era conhecido como o "Ponto Sagrado Feminino". Atualmente, esta área é conhecida como ponto "G" depois que o médico ginecologista alemão Dr Ernest Grafenberg constatou que esta região, altamente sensível ao prazer, se estimulada adequadamente, leva a potentes orgasmos. Esta área se localiza no interior vaginal na região da parede anterior. Para estimular esta região vire a palma da mão para cima e mexa com o dedo médio como se chamasse por alguém (o movimento do "vem cá"), então introduza o dedo na vagina com o dedo apontado para cima e faça o mesmo movimento e experimente variações.*

*Existe um acessório especial para o Ponto "G". Ele tem a forma curva e a ponta arredondada, própria para massagear e estimular esta região. Uma das técnicas de pompoarismo masculino, que o homem pode aprender para aprimorar a performance sexual, é saber usar a glande em direção ao ponto 'G' da parceira e estimular a região usando diferentes tipos do movimentos e estocadas.*

# PARTE VIII

## Segredos Sexuais dos Grandes Amantes

### Penetrações e Movimentos Voluptuosos

Durante as preliminares, ou na fase inicial da penetração, o homem deve sempre observar, atentamente, se a parceira está no início da fase de excitação ou próxima ao clímax. Iniciar a penetração com movimentos e estocadas mais lentas e, à medida que a parceira for atingindo maior nível de estimulação, vá aumentando a frequência e intensidade.

Para aumentar o tempo de ereção, auxilia muito pressionar a língua ao palato mole (céu da boca), arquear o dorso, estender um pouco para trás o pescoço, e contrair o queixo para baixo. Se o homem sincronizar essas dicas e, ao mesmo tempo, cadenciar contrações do períneo e movimentos pélvicos, o resultado será fabuloso e causará forte impressão erógena e sensorial na parceira.

Um segredo eficiente para prolongar o ato sexual está na posição que homem fica deitado sobre a mulher e, entre suas pernas, antes de penetrá-la novamente, eleva seus quadris enquanto pressiona com força os dedos dos pés contra a superfície do colchão, contraindo o períneo simultaneamente. Assim que impetrar o movimento, retoma-se o ímpeto e novos impulsos conscientes de prazer surgirão em cada ato sexual.

Outro gesto que pode ser incorporado é o mais conhecido entre o yogues como pújá (agradecimento). Este movimento realiza-se da seguinte forma: apoie os antebraços sobre o colchão, aperte o polegar e o indicador formando a letra O. E os demais dedos, contraia-os, simultânea e ritmicamente, com toda a musculatura pélvica, em especial, a responsável pela ereção. Há também outros pújas, como por exemplo, as mãos unidas em forma de prece e em formato de lótus. Geralmente, estes gestos agradam muito o parceiro. E, por último, como dito no parágrafo anterior, contraia e incline um pouco o queixo para baixo.

Respire lenta e profundamente pelas narinas até ficar mais tranquilo e consciente. Quando sentir que a vontade de ejacular passou, sentirá suas forças multiplicarem, condicionando, assim, um controle voluntário que manterá o membro por mais tempo com ereção e com maior turgescência e pulsação. Com a prática, o homem poderá prevenir a perda de energia com ejaculações rápidas e conquistar uma performance diferenciada e maior potência. Tudo isto de forma natural e aperfeiçoando-se através da melhor forma: na prática!

## As Penetrações e Estocadas que Levam o Casal ao Êxtase

Frequentemente, as estocadas lentas e profundas, baseadas nos conhecimentos de pompoarismo, aumentam o prazer e a performance sexual. A mulher também pode acompanhar os movimentos e ritmos com a pélvis mais livre e prestando atenção à prática diferenciada da penetração com êxtase e volúpia. Nos picos mais vigorosos e firmes, massageie a uma polegada (2 centímetros) após a abertura vaginal o segundo anel vaginal, com movimentos semelhantes a uma carpa. Alterne e, logo a seguir, distribua com sofisticação e precisão estocadas mais profundas. Vá alternando o membro para uma precipitação profunda e lenta, a cinco polegadas (12 centímetros) após a abertura vaginal, porém, com mais tempo de permanência, estimule e massageie o Ponto G com a glande "cabeça do pênis". Com prática constante dos exercícios de pompoarismo masculino, esta região do pênis ganha mais vigor e irrigação sanguínea. Ela também passa a pulsar, harmoniosamente, através de comandos voluntários e voluptuosos desencadeados pelo conhecimento e controle voluntário do pênis e da coroa da glande.

> *Quando a mulher estiver com a vagina repleta de líquido (bem lubrificada) e com muito êxtase, retire o seu membro para uma pausa restauradora. Logo após alguns instantes, retome e some à volúpia feminina, o vigor sexual multiplicado e impetrado através desta técnica. Com esse domínio, o homem pode retirar seu membro e prolongar por tempo indeterminado suas relações sexuais de maneira única e sofisticada. Um diferencial que vale ouro para um homem sábio!*

## Como Movimentar o Pênis de Maneira Criativa e Intensificar o Prazer da Parceira

O poder das sugestões de movimentos criativos pélvicos e penianos pode melhorar o sistema biológico plasmático, ou seja, aumenta-se a vitalidade e a saúde quando se faz sexo com criatividade e desenvoltura.

1 – Tenha a firme determinação de estimular a vagina internamente e comece a movimentar o membro da direita para esquerda, e da esquerda para a direita;

2 – Na penetração, com a mulher deitada de costas, deslize a parte de cima do seu membro na região superior da vagina, para estimular o clitóris e a região dos pequenos lábios.

3 – Coloque e retire o membro do interior vaginal, lentamente, usando a glande para estimular a entrada vaginal, ou penetre só a "cabecinha" depois tire... Repita algumas vezes... E veja como ela fica excitada e "louquinha" para a penetração. Faça também, simultaneamente, movimentos com a musculatura do períneo contraindo e relaxando; assim, aumenta-se a irrigação, bem como a capacidade do pênis em estimular o interior vaginal.

4 – Procure estimular a região interna vaginal com vários movimentos rasos e alterne um profundo para intensificar a excitação e a lubrificação feminina.

5 – Use a glande para fazer massagens criativas no interior da vagina, sempre observando os movimentos mais excitantes para a parceira.

6 – Retire o pênis e coloque-o vagarosamente, adentrando o interior com pulsações voluntárias da glande. Isto poderá dar um prazer extrassensorial para o casal.

7 – Eleve o membro lentamente e direcione a glande, com precisão, ao Ponto G feminino e massageie com movimentos sinuosos e voluptuosos.

8 – Faça-o dar uma sensação de estar girando no interior vaginal. Para isto, conserve a glande numa região mais profunda da vagina e faça movimentos circulares com o membro.

9 – Colocar um travesseiro debaixo do bumbum da mulher pode facilitar a ângulo para estocadas mais profundas e prazerosas. Agarrar o bumbum da parceira enquanto aprofunda as estocadas, vai deixá-la... Pegando fogo!

10 – Quando perceber que algum dos movimentos, ou estocadas, faz com que a mulher expresse fortes sinais de excitação, as costas e coxas se contraem. Então, continue a insistir exatamente neste mesmo ritmo e continue, com este mesmo movimento, sem mudar e sem parar até que ela chegue a um orgasmo profundo, ou seja: orgasmo interno vaginal.

## Segredos de Um Casal Sensual

**Inicie com Tranquilidade:** Inicie toda relação sexual de forma tranquila, vá avançando, e aumente o ritmo gradativamente, para no final dar aquela "pegada selvagem".

**Alterne os Movimentos:** Alterne movimentos curtos e breves, com longos e profundos. No início, dê preferência para os movimentos curtos e lentos.

**Movimentos Pélvicos Diferenciados:** Exerça movimentos diferentes com seus quadris, por exemplo, faça ondas e círculos. Seus movimentos podem exercer inusitados prazeres nos pontos erógenos da parceira.

**Massagem Íntima Usando o Membro Masculino:** Eventualmente, quando o pênis sai do canal vaginal, antes de penetrar novamente, massageie o clitóris com a "glande". Isto demonstra a atenção masculina e aumenta sensações de prazer da mulher com estas carícias clitorianas e circunvaginais, que podem levar a sucessivas e desejadas "escapadas". Essas "fugas" podem ser feitas tanto por parte do homem como da mulher; pois ambos começam a perceber as delícias desses furtivos caprichos que enriquecem a performance do casal.

## *Posição de Descanso para o Homem para Aumentar o Tempo de Prazer da Parceira*

Uma das maneiras mais simples para manter a ereção e, também, para sentir-se mais confortável quando estiver cansado, ou na eminência do processo de ejaculação, uma dica que poderá auxiliar é a mudança da posição da mulher. Esta deverá se posicionar em cima do parceiro e, assim, ela poderá ser mais ativa na busca do seu prazer. Para tanto, ela pode usar movimentos mais precisos para atingir o próprio orgasmo, enquanto seu companheiro poderá conseguir com mais facilidade manter sua ereção por mais tempo.

## *Movimentos Penianos e o Prazer Feminino*

Lembre-se, sempre, que há orgasmos que a mulher vai obter através da estimulação do clitóris e outros que estarão relacionados ao Ponto "G". Saber diferenciar os estímulos para que a parceira tenha orgasmos clitorianos (estimulação mais leve e sensível do clitóris), e outros mais profundos e intensos relacionados ao Ponto "G", é importante para uma performance sexual diferenciada. A região superior do canal vaginal, onde se localiza o Ponto "G", pode ser alcançada com a glande masculina, que poderá estimular esta área com estocadas ascendentes e massagens circulares. Portanto, são movimentos penianos essenciais para um homem com excelente performance sexual.

## *Fortaleça os Músculos Usados para Fazer Amor*

Nas mulheres, geralmente, os orgasmos clitorianos são mais comuns e ocorrem mais rápido. Todavia, em geral, são menos intensos que os orgasmos internos. Mas, quando uma mulher está muito excitada e com a musculatura vaginal interna fortalecida, ela tem mais facilidade para desfrutar de orgasmos mais intensos e, consequentemente, mais satisfatórios. Estimular, frequentemente, com vibradores específicos para o Ponto "G", podem sensibilizar a região interna vaginal e aumentar o potencial orgástico feminino.

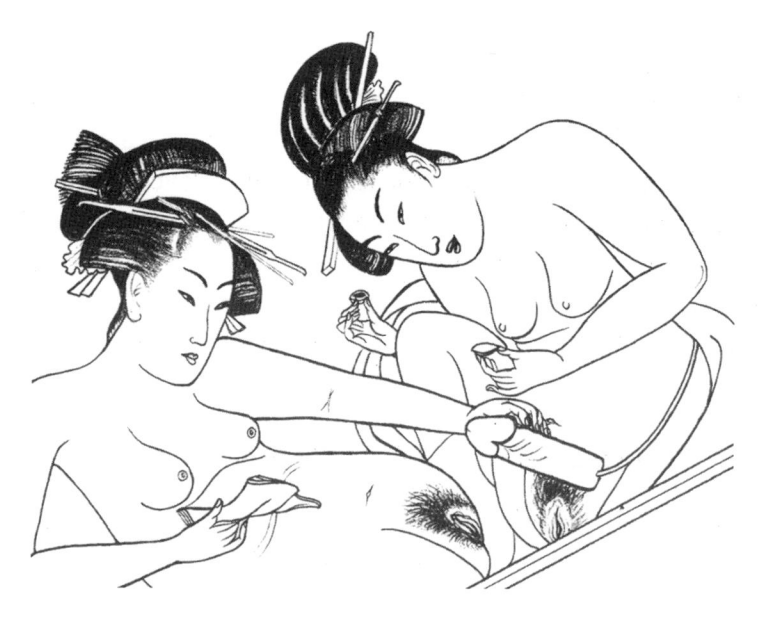

## Atenção aos Momentos que Antecedem ao Orgasmo

Quando o casal está muito excitado e os dois estão próximos ao orgasmo. O ideal é conduzirem a performance sentindo e, também, expressando verbalmente o estado de excitação em que se encontram ao parceiro. Estes instantes são momentos preciosos para que ambos possam desfrutar juntos destes momentos de alta energia sexual e atingir juntos o orgasmo. O orgasmo simultâneo é sempre um momento mágico para um casal que se ama.

## Uma Experiência de um Casal de Alunos

*Muitas pessoas, após a leitura de nossos livros e participação em nossos cursos presenciais, nos relataram uma melhora extraordinária em suas vidas sexuais, especialmente em relação aos orgasmos, com aumento notável de intensidade e força, o que é muito gratificante para nós, professores. Mas, entre todos, não esqueceremos um jovem casal que viajou muitos quilômetros para fazer o workshop. Ela participou do curso feminino "Deusa do Amor" e ele do masculino "Performance Sexual" e, no mesmo dia do curso, à noite, tiveram o melhor orgasmo de suas vidas.*

*Nunca esqueceremos o brilho no olhar e o entusiasmo quando nos relataram no dia seguinte o precioso depoimento: Sorrindo e muito felizes nos disseram: "Só faltava isto ao nosso amor... Mas agora... Aprendemos o caminho!".*

# PARTE IX

## O Poder do Sexo

> *O sexo é uma força extremamente potente e, se bem canalizada, nos traz benefícios em muitos aspectos da vida!*

## As Emoções e o Sexo

Como disponibilizar mais energia para o sexo e incrível disposição para o trabalho? De maneira geral, não percebemos claramente a influência de questões emocionais como: ansiedade, impaciência, stress e a interferência na relação destes sintomas com a sexualidade. As nossas emoções, sentimentos e vitalidade, ligados ao desejo sexual, estão intrinsecamente relacionadas. No entanto, se soubermos usar a percepção para identificar e solucionar tudo o que nos afeta, poderemos melhorar nosso relacionamento, além de fazermos conexões com outras áreas.

Quando estiver passando por dificuldades, ou períodos de stress, como excesso de trabalho ou problemas de saúde busque dialogar com seu parceiro. É necessário ter coragem para exteriorizar com mais clareza os sentimentos. Encarar a realidade auxilia a pessoa que está ao nosso lado a entender as dificuldades emocionais, físicas ou financeiras que estamos enfrentando, bem como porque em determinadas fases não nos sentimos motivados para o sexo. Muitas destas situações são passageiras e será muito mais fácil nestes momentos ter a compreensão e o apoio do seu companheiro. Lembrando que, muitas vezes, é nos períodos de dificuldades que conseguimos reconhecer e sentir a verdadeira cumplicidade e a sinceridade do relacionamento.

Nas boas fases em que nos sentimos motivados em relação aos projetos pessoais e profissionais, certamente será mais fácil ter mais libido e desfrutar do sexo com mais prazer e alegria. Sabemos que fazer amor, quando estamos em uma fase de entusiasmo, é muito mais intenso e prazeroso. Observe, também, como a energia positiva do sexo apaixonado aumenta a disposição para outras atividades, auxiliando a conquistar mais prosperidade e gerando mais energia para conquistar objetivos pessoais e profissionais.

São nos momentos de prazer e, principalmente, no ato sexual de qualidade que a energia vital se eleva ao máximo, pois esta se relaciona à grande liberação de neurotransmissores e hormônios – o que aumenta de maneira incrível o potencial mental e físico. Estarmos conscientes deste processo, pode colaborar muito na obtenção de insights e nas projeções mentais.

Por outro lado, uma maneira especial de melhorar sua vida em vários aspectos é colocar mais amor e paixão no seu trabalho. Trabalhar com algo que realmente amamos pode facilitar, mas nem todos conseguem; porém, podemos aprender a usar a energia sexual e relacionarmos com o que fazemos de maneira positiva, tornando-nos mais criativos e eficientes.

As pessoas que amam sua profissão e desempenham com satisfação e alegria suas atividades estão sempre repletas de energia e desejo para fazer sexo. Podemos observar, também, que são mais saudáveis, parecem mais jovens e são muito mais felizes. Procure trabalhar sempre com alegria e gratidão sendo produtivo e almejando novos desafios. Procure também auxiliar as pessoas com os benefícios gerados pelas suas atividades. Com certeza, esta atitude irá lhe trazer profunda satisfação, aumentando a felicidade e fazendo subir naturalmente sua energia vital.

Sabendo que o ato sexual promove um aumento incrível do potencial mental, aproveite o estado de elevada energia e prazer em que você se encontra durante a performance, para usufruir de bem-estar e do aumento da vitalidade. São nestes momentos especiais que são liberados mais neurotransmissores e o cérebro se encontra com um alto nível de estímulos. Quando você chegar a este estágio, sinta a forte energia do prazer. Comece a visualizar seus melhores desejos e objetivos durante a fase das preliminares, no intercurso e, também, durante o orgasmo, quando o nível de excitação atinge seu ápice. Nestes momentos, visualize intensamente e, com prazer, os desejos mais importantes da sua vida, como: amor, paixão, tesão, saúde, sucesso, prosperidade, felicidade, etc.

Esta prática, com o objetivo de ampliar o poder mental e físico, pode ser realizada na relação sexual e, também, quando a pessoa se sente excitada, ou na masturbação. Lembre-se que o cérebro responde aos estímulos do prazer rapidamente.

Escolher somente um desejo, e potencializá-lo usando esta técnica durante a prática sexual, aumenta a clareza e a concretização dos objetivos. Lembre-se que, quanto mais elevados e prolongados os níveis dos estímulos e sensações, maiores serão os benefícios e resultados.

Estar consciente do potencial de estimular ao máximo o prazer de uma forma natural, e com equilíbrio, também poderá ser uma forma de evitar o consumo de drogas, bebidas alcoólicas e medicamentos sintéticos. Esta consciência levará ao verdadeiro poder do autodomínio e da autoestima que são gerados com esta atitude, o que facilmente se traduz em bem-estar, alegria, felicidade e plenitude e, tudo isto, sem contraindicação, vícios ou investimento financeiro.

É importante, também, vencer o desejo instintivo de querer obter o prazer sexual centrado somente em nós mesmos. Concentrando-se no prazer do parceiro, elevamos e prolongamos o nível de excitação, o que significa mais tempo de prazer promovendo mais poder mental e físico.

> *Procure fazer que cada ato sexual transcenda o simples instinto e transforme a arte de fazer amor em uma obra-prima. Faça amor como se fosse a primeira, ou a última vez, com dedicação e criatividade e sinta o verdadeiro prazer de entrar na esfera da "arte erótica". É provável que estes momentos extasiantes se transformem em suas melhores experiências e memórias felizes de uma vida amorosa, gratificante e rica de lembranças marcantes que nos fazem valorizar ainda mais a nossa existência.*

## Como Transmutar a Energia Sexual em Poder Mental

O que significa transmutar? É mudar de uma circunstância para outra, transformar ou transformar-se. É saber que podemos transmutar a energia sexual para promover outras manifestações físicas e psíquicas, as quais resultarão em maior desenvolvimento pessoal. É uma enorme ponte às grandes realizações.

Uma dinâmica simples que pode ser praticada por alguns momentos no seu dia: quando nos sentimos excitados, podemos aprender a transmutar esta força potente da energia sexual para aumentar a disposição para o sexo, atividades físicas e, também, ampliar a capacidade mental.

Pratique esta meditação agradável que poderá ser feita ao ar livre por alguns minutos. Sente-se coma coluna ereta e respire lenta e profundamente até relaxar. Quando conseguir um estado de bem-estar e de tranquilidade, procure estimular e sentir a energia sexual circular pelo corpo. Comece pela região dos genitais e depois vá subindo pela coluna, passando por vários "chacras" até chegar ao da cabeça. Ainda com os olhos fechados, e completamente conscientes das sensações de prazer, intensifique os pensamentos ou fantasias sensuais. Com a prática, você poderá sentir a energia como um feixe de luz aquecido que emana da região próxima aos genitais, do final da coluna até o alto da cabeça. Esta energia pode restaurar a libido e revitalizar o corpo.

Transmute a energia sexual e multiplique seus benefícios. Experimente. É ótimo! Ganhe energia extra para muitas outras atividades! Você poderá perceber que fantasiar, criar novidades e sair da previsibilidade em relação ao sexo ativa mecanismos cerebrais que podem lhe surpreender, gerando também um "upgrade" na performance profissional.

*Experimente fazer uma atividade especial no seu trabalho que necessite de criatividade em estado de alta energia sexual. Os resultados podem ser incríveis! A criatividade e os "insights" se intensificam ao máximo!*

A energia sexual e do desejo que são obtidos através do ato sexual e transformados em motivação para ter mais sucesso na carreira profissional, ou nos negócios, é um conhecimento que deve ser cada vez mais valorizado.

Trabalhar com algo que amamos, assim como agir e criar com paixão e prazer, produzem resultados geniais. De agora em diante, podemos ter mais consciência deste fato e utilizar cada vez mais em nosso benefício. Sabemos que existem muitas pessoas que usam este processo de maneira instintiva e podemos perceber como é mais fácil para elas conquistar os seus objetivos. Resumindo, coloque "tesão em tudo o que você faz" e observe atentamente os resultados!

Use a energia, proveniente do desejo sexual, como impulso para usar em outras atividades, tais como: academia, arte, dança e esportes, etc. Assim, você terá um "combustível extra" para usar onde quiser e, também, para surpreender a pessoa amada. Para saber mais, leia o livro Potência Sexual Masculina – Pompoarismo (KADOSH, 2012, p. 96-98).

*Querer é poder! Mas querer, com tesão, é muito mais!*

# A Relação entre o Sexo, Poder Mental e o Sucesso!

## Trabalhe com Tesão e Obtenha mais Êxito!

Relacionada ao prazer e à felicidade, a energia sexual, se bem direcionada e transmutada, é um dos segredos da genialidade de muitas pessoas que utilizam esta prática, consciente ou inconscientemente, e conseguem transmutá-la ao Universo da ação e criação, dando origem às mais diversas realizações. O amor e o sexo são as melhores fontes motivacionais para aumentar a criatividade gerando entusiasmo, alta produtividade, ou excepcional performance para artistas, cientistas, escritores, ou qualquer outra profissão. Um dos pioneiros a observar esta influência positiva nas pessoas foi Napoleão Hill, em seu Best-Seller: "Pense e Enriqueça" (HILL, 2011).

Napoleão Hill foi um escritor muito influente de vários Best Sellers sobre o desenvolvimento do poder mental e os grandes benefícios das atitudes positivas. Em suas pesquisas, queria descobrir as fontes e os motivos que levam alguns "escolhidos" à prosperidade e ao sucesso. Selecionou os fatores que proporcionavam seu extraordinário sucesso e utilizou o método em seus livros e palestras para ajudar milhões de pessoas a prosperarem. Entrevistou muitos milionários famosos que desfrutavam de boa saúde e felicidade nos relacionamentos. Concluiu que a maioria deles tinha, constantemente, atitudes e posturas promissoras e que transmutavam a energia sexual de maneira instintiva para a realização de seus desejos e objetivos, e que o sexo poderia ser utilizado como um "combustível" extra para aumentar o entusiasmo nos negócios e prosperar.

É importante dizermos que este recurso inteligente está em sintonia com o novo milênio e as novas formas de se relacionar com as demandas e as conversões que o mercado de trabalho exige, pois os efeitos colaterais de se trabalhar em estado de conflito interno, ou da maneira que se trabalhava no passado, geraram milhões de descontentes e infelizes pelo mundo afora.

Napoleão Hill concluiu que pessoas que têm uma vida sexual saudável e feliz, apresentam resultados extraordinários, também, em outros aspectos pessoais e profissionais.

Simplificando: faça a experiência de colocar a energia do amor e da sexualidade em tudo que precisar de criatividade. Você poderá se surpreender com os resultados.

Lembre-se de intensificar seus desejos com emoção e prazer no ato sexual. Incorpore, também, concentraçãoe constância na realização dos seus objetivos. Maximizar o poder do sexo é um caminho para ampliar nossas capacidades e redimensionar nossas forças criadoras.

*Ter o privilégio de saber aproveitar melhor o potencial energético é um salto quântico que influencia no desenvolvimento do poder do pensamento positivo, o qual traz mais felicidade e satisfação e, segundo uma milenar tradição, "Ser um ser humano na sua plenitude significa ser produtivo"...*

## Pensamentos Positivos no Ato Sexual!

A performance sexual e a performance profissional são dois universos que podem atuar de maneira sinérgica para potenciar as mais variadas ações e objetivos. Pessoas que estão passando por dificuldades, ou insatisfações na área sexual, tendem a expressar uma atmosfera mais cansativa e monótona no convívio profissional e sentimental. Este fardo acaba afetando o desempenho profissional e gerando problemas nas relações interpessoais. Sabemos que pessoas felizes sexualmente são muito mais prósperas e irradiam mais luz e otimismo. Portanto, saber administrar a energia do sexo, e saber transmutá-la, pode fazer a diferença em nossas vidas, tanto no presente quanto no futuro.

Segundo Wilhelm Reich, quando a pessoa consegue desenvolver o poder da energia biológica através do sexo, esse potencial gerado oscila durante suas atividades do dia a dia, as atividades do trabalho e a sexualidade não são antitéticos nem conflitantes; ao contrário, auxiliam-se mutuamente erigindo a autoconfiança pessoal. Seus interesses respectivos são claros e concentrados nos seus objetos, e alimentados por um sentimento de potência e por uma capacidade de entregar-se àquilo que esteja fazendo a cada momento.

O sexo por si só gera uma das energias mais poderosas da vida! Imagine, então, saber multiplicá-la e alçá-la a grandes propósitos. Use-a para realizar com muito mais empenho, eficiência e criatividade o seu trabalho ou esporte predileto. Utilize-a, também, para aumentar os prazeres sensoriais e você poderá levar com muito mais entusiasmo outras esferas da vida.

*__Um Exercício Simples, mas poderoso:__*

Quando estiver sozinho e sentindo uma forte excitação sexual procure concentrar-se, respirar profundamente e, depois, por alguns minutos, procure ampliar a sensação de prazer pelo seu corpo. Comece a observar que, simultaneamente com a expansão da energia, sentirá seu corpo mais revitalizado e uma sensação de incrível bem-estar. Podemos transmutar essa energia que nos deixa plenos de vitalidade para ativar todas as áreas que desejamos desenvolver.

## Aumente seu Poder de Sedução e Magnetismo Pessoal Usando a Energia da Libido

O ímpeto do desejo sexual pode representar um tesouro interno, sempre disponível. Se queremos aumentar o potencial de sedução e carisma, entre outras qualidades importantes para conquistar e manter o relacionamento aquecido com o parceiro, o entusiasmo gerado pelo desejo pode se tornar um aliado no poder de sedução.

Utilizar este impulso instintivo, direcionando-o para o desenvolvimento da cultura, gentileza, elegância e bom humor é fator importante para ampliar o poder de sedução de pessoas casadas e solteiras. Quando a pessoa não está com boa saúde, ou está com baixa libido devido a períodos estressantes, não tem ânimo para desenvolver ou utilizar estes mecanismos.

O poder de sedução não pertence somente a pessoas bonitas, ou fisicamente atraentes. Os grandes sedutores da história, segundo historiadores de cada época, não foram pessoas com grande beleza física, como o veneziano Casanova ou a rainha Cleópatra. As pessoas com real poder de sedução usam, geralmente de maneira inconsciente, o desejo sexual como forte impulso para aumentar o carisma, ampliando, assim, suas conquistas. Podemos utilizar a força do desejo sexual de maneira mais consciente para gerar ainda mais atratividade e carisma, usando-a tanto para o amor e afetividade como para as outras finalidades, mas sempre para o bem.

## Aumente seu Poder de Sedução

Cultivar a disposição de se cuidar mais, independente da idade, sexo ou peso, procurando sempre melhorar o visual e cuidar da aparência do rosto e do corpo. Usar o melhor perfume, mas em pouca quantidade. Andar e comportar-se com elegância, sem falar alto, ou demasiadamente, e aprender a dançar, que é uma das mais fantásticas maneiras de seduzir.

Importante, também, é procurar manter a autoestima elevada, centrada muito mais no "ser do que no ter". Fazer surpresas e levar seu escolhido a lugares afrodisíacos, jantares românticos e, especialmente, ter seus mistérios secretos para surpreender na hora de fazer amor. Estas são algumas sugestões que poderão multiplicar seu poder de sedução.

# O Universo Sexual

Sexo é um universo extraordinário, sendo uma das bases da nossa felicidade. Neste universo encontramos as mais fortes emoções e sensações, criamos belíssimas e variadas formas de amar e sentimos a vida com mais intensidade e significado! Em várias culturas também podemos encontrar preciosa sabedoria como a de um antigo mestre, considerado por sua comunidade um homem iluminado, um Santo, que escreveu:

*"A experiência que mais nos aproxima da criação divina é o amor e a intimidade".*

Podemos concluir que a sexualidade está fundamentada em um processo universal e espiritual, que vão além de uma satisfação instintiva e objetivos de procriação. Uma vida sexual mais criativa afasta a monotonia e também é uma atividade divertida para muitos casais. Praticar sexo com qualidade vai muito além do prazer...

Muitos ainda desconhecem que a poderosa energia sexual pode também ser uma fonte de tesouros como conquistar a verdadeira prosperidade tanto espiritual quanto material. Para a sabedoria oriental, 50% de uma conquista começa com a visualização. Potencialize este processo mental e use a potente energia do sexo para atingir seus objetivos em todas as áreas da sua vida.

Os casais que não têm uma vida sexual satisfatória tendem a ter mais dificuldades profissionais, financeiras e familiares. Muitos casais que transmutam a energia sexual, consciente ou inconscientemente como alavanca e motivação para as demais áreas da vida, tornam-se mais prósperos e felizes. A satisfação no sexo se reflete no sucesso do casal a nível material e espiritual.

# Parte X

## Sabedoria Oriental para a Saúde e Longevidade Sexual

A visão inovadora de entender a sexualidade como fonte de energia para fortalecer o corpo, aumentar a longevidade e aprimorar o espírito, pode ser novidade para muitas pessoas hoje em dia. Mas, há milênios, no antigo Oriente, estudiosos ligados à saúde e medicina tinham como missão criar conhecimentos que possibilitassem manter a saúde e maximizar a sexualidade e relevaram grandes tesouros.

> *Há mais de 2.500 anos, na antiga China, os mestres do taoísmo dedicavam suas vidas a incansáveis pesquisas, observações e constatações com o objetivo de aumentar a vitalidade e a longevidade. Desenvolveram a sexualidade para transformá-la em uma espécie de arte erótica. Estes conhecimentos foram incentivados e financiados por uma elite que possuía o privilégio de aprender e aplicar as inovações, como imperadores e nobres.*

Muitas práticas possuem alto nível de sofisticação e foram praticadas por muitos séculos nas cortes do antigo Oriente, e são conhecimentos e segredos considerados como um verdadeiro "luxo" na época.

Os ensinamentos chineses expandiram-se a outros países do Oriente e até hoje são praticados com respeito e gratidão aos antigos mestres que deixaram este legado de valor inestimável para a prevenção e a manutenção da vitalidade.

No Japão, muitas destas técnicas para a saúde e sexualidade foram aprimoradas para serem usadas, a princípio, por imperadores, imperatrizes e nobres. Atualmente, muitos destes conhecimentos ainda são praticados por uma elite culta e estudiosa. A tendência atual é aliar estes conhecimentos tradicionais aos novos métodos e tecnologias nas áreas da ciência, medicina e sexualidade.

## Ensinamentos Sexuais da China, Índia e Japão

Os povos orientais foram pioneiros em observar que o desejo e a energia do ato sexual podem ser usados para aumentar a saúde física e mental, ativando a criatividade e a inteligência. Também já tinham a consciência da importância de estimular esta poderosa energia para aumentar a libido e motivar outras áreas da vida como vimos anteriormente. O impulso gerado pela libido pode se tornar uma fonte constante de energia vital que ajuda a revitalizar nossas forças para o dia a dia.

O conhecido princípio universal do Tao possui duas energias que se complementam: yin (feminina) e yang (masculina) que são forças opostas, porém complementares. A relação ideal busca o equilíbrio destas energias para obter resultados mais positivos para os parceiros envolvidos, complementando um ao outro em muitos aspectos da vida em comum.

O sexo possibilita uma união de forças que se harmonizam e revelam potenciais até então desconhecidos e que, durante o ato sexual, podem revelar toda a sua plenitude. As energias são o segredo: yin e yang, juntas, criam induções proativas e projeções positivas, pois o ato sexual comum canaliza suas forças pra si mesmo, egocentricamente, em uma espécie de curto circuito.

Os praticantes do Taoísmo, Tantrismo e do Kama Sutra aprimoraram a sexualidade e desenvolvem mais conhecimentos sobre o sexo e a sua potente energia. Através destas práticas tradicionais, eles adquirem mais saúde e prolongam a vitalidade e juventude.

Impressionante é o avanço das culturas orientais que, há milênios, já ensinavam que a sexualidade, vivenciada com qualidade, pode ser usada para expandir o poder mental e a criatividade, levando, também, a mais realizações no mundo material. São técnicas consideradas de vanguarda até para os dias de hoje.

O segredo é ter a consciência dos benefícios que a sexualidade pode nos proporcionar. Através do agradável caminho do prazer, adquirimos uma incrível força de imaginação e criação. Podemos, também, aprender a usar a força do desejo e usá-la de maneira mais inteligente, valorizando muito mais a energia gerada no sexo. Utilizar este potencial como uma espécie de "combustível" para realizar nossos sonhos é a mais dinâmica e fascinante maneira de viver e de nos tornarmos mais felizes e realizados...

Na prática sexual Taoísta há objetivos e tentativas de aumentar, através do sexo e da ioga taoísta, os três tesouros considerados os segredos para uma vida feliz, saudável e plena. São eles: 1º King (essência); 2º Ki (vitalidade); e 3º Shen (espírito).

O King (essência) está intimamente associado aos fluidos sexuais masculinos e femininos. É fato que os hormônios sexuais são as substâncias essenciais para a saúde e jovialidade, portanto, estimular a produção e mantê-los é a proposta principal deste conhecimento. Para estimular a produção dos hormônios no ato sexual, recomenda-se aumentar o tempo da relação, procurando estimular as gônadas das mais variadas formas. Para isto, a criatividade e a interação lúdica entre os parceiros são fundamentais.

O Ki (vitalidade) está associado ao ar que respiramos que flui pelos pulmões, rins e poros, que estão vinculados com maior vitalidade e disposição. Se considerarmos que, quanto maior a capacidade de oxigenação obtivermos através da prática sexual, assim como de todas as nossas atividades, maiores serão os benefícios e a energização do corpo. Portanto, recomenda-se prestar maior atenção na respiração e, ao mesmo tempo, procurar criar uma harmonia respiratória com o parceiro. Observe a respiração de ambos expandindo-se através do ato e potencializando a vitalidade. Portanto, quanto maior a percepção e correlação destes fatos, maiores serão a obtenção e compreensão deste conhecimento.

O Shen (espírito) está relacionado aos sentidos e pensamentos. Relacionar e interagir pensamentos altruísticos, positivos e construtivos no ato sexual é um tesouro para todos que desejam evoluir espiritualmente. Observe que, assim que incorporar este comportamento na vida sexual, os pensamentos passam a ser mais claros, e de uma ampla passa-se a ter uma resposta mais proativa na resolução de problemas e conflitos do dia a dia. O ato sexual proativo é, também, um valioso recurso em prol da inteligência e, aumentá-la diariamente, é uma questão de evolução espiritual.

## Aumente a Energia Vital Através do Sexo

Quando uma pessoa não está se sentindo bem, está cansada ou doente, ela não tem muito desejo e nem entusiasmo para transar. As pessoas idosas que conservam o desejo, e adoram fazer sexo com seus companheiros(as) mantendo a libido e disposição para transar, apresenta-se em ótima forma e com boa saúde. Muitas pessoas idosas são discriminadas por continuarem a gostar de namorar e fazer sexo até pelos próprios filhos e netos. No entanto, devemos lembrar que são pessoas adultas e seus direitos devem ser respeitados por todos.

Existe uma expressão criada pelos taoístas para designar um corpo energizado e fortemente imunizado: "Corpo Diamantino", que significa obter um excelente estado de vitalidade, fortalecendo assim os aspectos emocionais, físicos e mentais. Esta é uma das razões dos povos orientais possuírem, em geral, melhor saúde, além de parecerem mais jovens e desfrutarem da longevidade com serenidade.

*Na sabedoria oriental: "Melhorar a saúde é, também, melhorar o sexo e vice-versa".*

# A Importância de Dar e Receber Prazer

Nossa vitalidade é multiplicada a partir de relações com ênfase na estimulação ying yang, que na sua essência podem ser estimuladas por um longo tempo de excitação mutua. O método tradicional no Oriente mais conhecido é praticar com sofisticação a "Arte de dar e receber prazer", já praticado instintivamente pelos grandes amantes que se dedicam ao parceiro com total presença e de maneira intensa. Esses amantes são muito atentos aos detalhes como pontos erógenos e movimentos excitantes antes de chegar ao momento da penetração. Embora muito divulgada esta maneira de fazer amor, ainda são muitos os casais que não se dedicam um ao outro como deveriam.

Infelizmente, no caso dos homens são incalculáveis os que só buscam o próprio prazer de uma maneira egocêntrica, sem se importar com a satisfação da parceira. Mas sem perceber estão prejudicando, em primeiro lugar, a eles mesmos, pois o homem que não estimula, devidamente e por um longo tempo, a sua parceira vai diminuindo gradativamente o tempo de ereção por não estar fortalecendo o mecanismo de ereção, além de não estar consciente do poder revigorante da energia sexual que o revitalizaria, aumentaria a virilidade e sua força física.

> *Caprichar nas preliminares e fazer com que a energia sexual circule e revitalize por um bom tempo o casal é uma das melhores maneiras de ativar a força vital e dar um grande impulso para aumentar o prazer da performance.*

Podemos nos beneficiar desta poderosa energia de prazer, alegria e satisfação que provém de uma intensa liberação de neurotransmissores como a dopamina e a serotonina, as quais nos levam a um estado de entusiasmo e motivação em outros aspectos da vida. Do ponto de vista da bioquímica, a dopamina é um neurotransmissor que atua no sistema de prazer e recompensa ocasionando sentimentos de alegria, entusiasmo e felicidade. Temos maneiras saudáveis de aumentar a sua liberação com alimentos, tais como frutas e vegetais verdes e suplementos, além de exercícios físicos, meditação e o ato sexual. Devemos tomar cuidado ao buscar estes efeitos agradáveis dos neurotransmissores prejudicando o organismo através do uso de drogas, bebidas e vícios alimentares como uso excessivo de açúcar e cafeína.

No caso da serotonina, ela é a responsável pelo humor. A transmissão inadequada deste neurotransmissor leva a pessoa a um estado de ansiedade, impaciência e irritabilidade. Melhorar os níveis traz alívio a estes sintomas. Para melhorar os níveis de maneira natural, é importante a prática de exercícios físicos, sexo, a luz natural do sol e alimentos ricos em triptofano, tais como castanhas, chocolate amargo, bananas, etc.

O conhecimento milenar do Oriente começa a ser explicado cientificamente. E ficamos cada vez mais conscientes de que a sexualidade, com qualidade, bem como a liberação natural de neurotransmissores, entre outros inúmeros fatores, é essencial para melhorarmos a saúde e adquirirmos mais motivação e entusiasmo para nossa vida amorosa e profissional.

# Técnicas Orientais para Ativar e Manter a Libido

## Dinâmica de meditação para aumentar a energia

A prática mais comum é sentar-se sozinho em um ambiente tranquilo, relaxar, fechar os olhos, respirar profundamente e concentrar-se procurando sentir a energia contida no "chacra sexual" (região do períneo). Primeiramente, concentre-se e sinta a energia subindo desde a região dos genitais. Com a prática, você conseguirá visualizar esta energia como um feixe de luz que emana em um movimento ascendente que vai revitalizando todo o corpo.

Um exercício semelhante que poderá ser realizado antes do sexo: o casal senta-se um em frente ao outro, relaxa, fecha os olhos e se concentra na energia sexual forte e luminosa localizada na região da base da coluna e genitais. A subida da energia possui uma movimentação ascendente e prazerosa que começa a fluir, simultaneamente, pelo corpo do casal. Sintam a expansão da força e da luminosidade emanando pelos corpos procurando, neste momento, ter pensamentos de amor, paixão, desejo e assim por diante.

São experiências transformadoras que nos levam a uma maior consciência da presença da poderosa energia do prazer que nos coloca no caminho do verdadeiro êxtase.

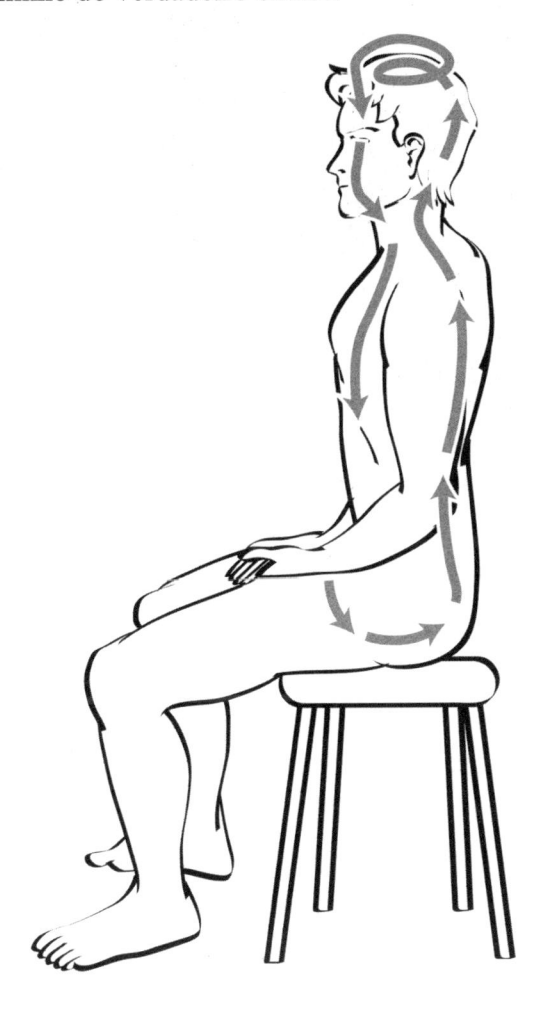

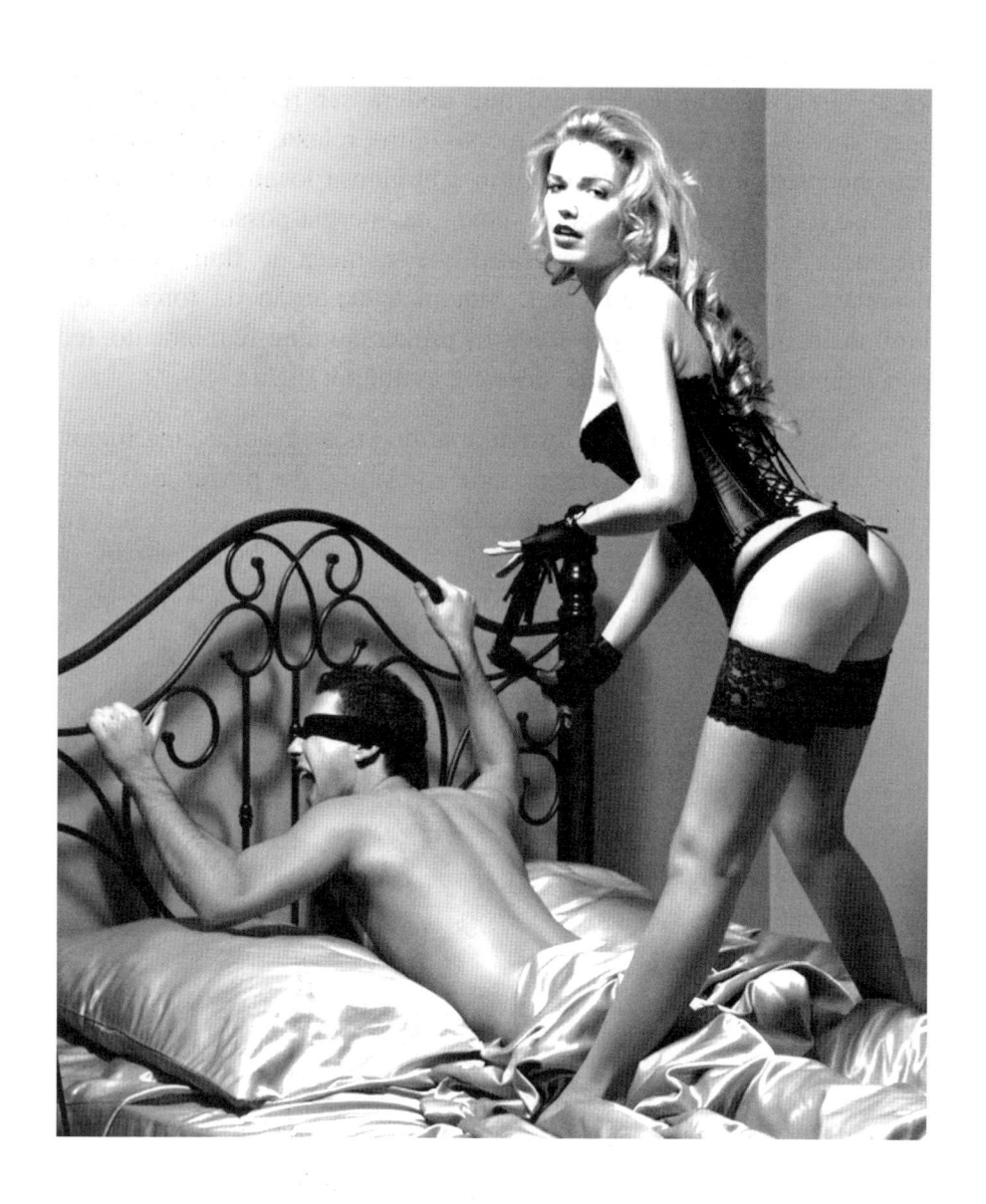

# Parte XI

## Sexo Eterno Aprendizado
Dr. Celso Marzano

## Como Melhorar a Performance Sexual para um Relacionamento mais Feliz

*Primeira*

As zonas erógenas femininas são dispersas e não concentradas apenas nos órgãos genitais. A nuca, os ombros, os seios, as nádegas, a face interna das coxas costumam ser zonas erógenas na mulher e sua estimulação não deve ser esquecida, ainda que o clitóris seja especial na resposta orgástica.

*Segunda*

Recomendam-se à mulher os seguintes exercícios, denominados exercícios de Kegel:

- Contrair e relaxar os músculos perivaginais;
- Contrair os músculos periclitorianos, como se desejasse reter o desejo de urinar;
- Contrair e relaxar ritmicamente o esfíncter anal.

Estes exercícios devem ser realizados diariamente para fortalecer os músculos que serão utilizados durante a relação sexual.

### Terceira

Há, também, exercícios e técnicas para os homens obterem maior controle da ejaculação. Praticá-los com afinco e disciplina podem, assim, proporcionar maior prazer à parceira. Para obterem resultados fantásticos, leiam e pratiquem o conteúdo do livro: Potência Sexual Masculina – Pompoarismo – A Ginástica do Kama Sutra – do Prof. Carlos Kadosh.

### *Quarta*

Nunca se esqueça do beijo e, logicamente, de um bom banho, barba feita, e outros preparos antes de momentos sexuais. O homem deve proceder com calma e descobrir os detalhes da resposta sexual feminina e como e aonde ela gosta de ser acariciada. Entregue-se como se ela fosse a mulher que você sempre desejou e ama muito. O resultado será muito bom.

### *Quinta*

Beijos: Treine beijos leves, médios ou intensos em várias posições da face, por exemplo: de frente, de lado, de cabeças invertidas. Espere! Não é só isso; o detalhe é que o casal fica sem tocar qualquer parte do corpo do outro, a não ser a face. Será que vocês conseguem?

### *Sexta*

Erotismo Masculino e Feminino. O homem apresenta um erotismo centralizado nos genitais e que enfatiza os aspectos visuais, como podemos observar pelo grande número de revistas pornográficas. Para a mulher, o erotismo valoriza as sensações do olfato e o prazer do contato e toques na pele que é a nossa maior zona erógena.

## Sétima

Os homens apreciam a nudez feminina, e conseguem se excitar facilmente com fotografias, estátuas e a literatura erótica pornográfica. Já as mulheres, também se atraem pelo nu masculino, porém tem maiores fantasias com homens completamente vestidos, muitas vezes, com uniforme. As fantasias femininas são mais elaboradas e sempre revestidas de emoção e sentimentos.

## Oitava

O erotismo feminino pede o romance, o apaixonar-se lentamente, a descoberta, o deslumbramento. O homem extraordinário que a tira do lugar comum, belo, forte, seguro, fascinante e inatingível e, mesmo assim, num golpe de mágica, a reconhece na multidão, e fica loucamente apaixonado. Surge às vezes a figura da rival, uma mulher sem preconceitos, mestra na arte de seduzir, que ameaça sua conquista. Depois de grandes dramas, no final do conto, ambos se reconhecem apaixonados, toda desconfiança se desfaz, e o homem é aceito, finalmente, pela mulher.

## Nona

As principais diferenças entre homens e mulheres no modo de se expressar: a tendência masculina é dominar o hemisfério cerebral esquerdo, mais voltado à análise lógica; as mulheres dominam melhor o lado direito, que propicia uma relação mais holística ou intuitiva com o mundo.

## Décima

Mantendo nossa autoestima elevada e tentando ter uma vida mais feliz com o que somos e com o que temos, com certeza, seremos mais felizes com aqueles que nos cercam.

O sexo ideal se conquista com nosso amadurecimento. Nesse relacionamento mais consciente, desenvolvem-se alguns dos valores mais significativos para o ser humano: afetividade (muito amor), compreensão, segurança e cabeça aberta para possíveis mudanças. São os caminhos para a melhor performance sexual.

## Sexo com Amor e Ousadia

Quando nos sentimos poderosos e estamos com autoestima elevada, com certeza, será muito mais fácil nos transformarmos em excelentes amantes. Fazer amor vinculando o ato aos nossos sentimentos poderá nos conduzir para as melhores performances sexuais.

Dar e receber são as características e consequências do "Sexo com amor": O carinho e a preocupação dos parceiros com o prazer do outro é grande. Nada entre os dois provoca vergonha ou mal-estar. Estão presentes os sentimentos de aceitação e de cumplicidade que fortalecem a experiência sexual. O "antes", o "durante" e o "depois" são momentos de envolvimento e produzem a sensação confortante de proximidade e de aconchego. Os beijos são naturais, valorizados e fundamentais. Beijar a pessoa amada produz as mais profundas sensações. Ele traz paz de espírito, satisfação emocional e alegria.

O ser humano geralmente dá ao ato sexual outra dimensão além da procriação. Procura torná-lo uma demonstração de amor e afeto pelo parceiro; às vezes, transformando-o numa verdadeira cerimônia de amor e apreciação como fazem os tântricos, onde o ato sexual pode se prolongar por horas, sem a pressa da penetração e do orgasmo obrigatório. Um único ato sexual, em circunstância correta, pode até mesmo, segundo a filosofia tântrica, alterar o curso do destino. Com a entrega total: corpo e mente, com muito sentimento, seu coração estará mais leve, confiante e entregue ao parceiro. Neste momento, a relação sexual realizada em local adequado, com tempo suficiente para o relaxamento dos parceiros e com sentimento resulta em uma performance sexual plena, com muito prazer.

# Sexo é Bom para a Saúde!

Vivemos sob uma forte tensão emocional. A ansiedade pelo sucesso profissional e material na sociedade nos afeta muito. A perda da nossa sensibilidade, o desequilíbrio emocional e as somatizações cada vez maiores são provas evidentes do que uma ansiedade contínua pode alterar na nossa mente e corpo. Estes efeitos afetam negativamente a nossa qualidade de vida.

A resposta sexual é uma das primeiras funções do ser humano a ser abalada. Os mitos, na esfera sexual, levam a um aumento intenso nesta ansiedade devastadora. Os mais comuns são: ser o "bom de cama", levar obrigatoriamente o parceiro a um prazer intenso e inesquecível, praticar sexo o mais frequentemente possível independentemente da qualidade do mesmo.

Estes anseios seriam proveitosos se adicionados ao conhecer do parceiro sexual como um todo, corpo e mente; Saber, com detalhes, as suas respostas sexuais para poder explorá-las com calma, na intensidade adequada e no momento correto, sem cobranças próprias e do parceiro. Este conhecimento profundo do outro traz uma tranquilidade emocional que facilita a entrega total – corpo e mente que aumenta a excitação e favorece o caminho para o prazer máximo: o orgasmo.

Tanto homens como mulheres estão à procura de um corpo perfeito, achando que, com isso, serão amantes perfeitos e sentirão mais prazer. Isto não é verdade. A paranoia de ter ou ser um padrão de beleza faz com que as pessoas enxerguem apenas imperfeições e, com isso, acabem com sua autoestima abalada, inibidas e desestimuladas a um relacionamento sexual com o parceiro. Sem dúvida, a beleza física é um forte atrativo sexual; mas este fato não pode atrapalhar o seu relacionamento.

Temos que nos amar para podermos dar amor, temos que nos sentir atraentes para atrairmos. Sabe-se que na atração e na química do amor e do sexo entram muitos fatores incluindo-se também a aparência física; porém também o sentimento, o carisma, a sensualidade e o modo de agir e falar, entre outros aspectos faz a diferença das pessoas terem o conceito do feio e do bonito, do atraente ou repulsivo. Mantendo nossa autoestima elevada e tentando ter uma vida mais feliz com o que somos e com o que temos, com certeza, seremos mais felizes com aqueles que nos cercam.

> *O sexo ideal se conquista com o amadurecimento do corpo e, principalmente, da mente. Nesse relacionamento maduro desenvolvem-se alguns dos valores mais significativos para o ser humano: afetividade (muito amor), compreensão, segurança e cabeça aberta para possíveis mudanças. Este é o caminho!*

Portanto, vamos mudar este quadro a partir de agora, pensar e decidir: "vou me valorizar e também às pessoas que me cercam; conversar mais sinceramente e de coração aberto; programar e aceitar mudanças; amar-me mais e dar chance de ser amado". Seja feliz!

## Sexualidade é Qualidade de Vida

A sexualidade está envolvida em todas as especialidades da Medicina, Dermatologia, Cirurgia Plástica, Ginecologia, Urologia, Endocrinologia, Hebiatria, Geriatria, etc.

Neste novo milênio, temos a sexualidade como grande aliada para ver o corpo não como um conjunto de compartimentos e sim como um todo corpo e mente. Por mais que sejamos especialistas, a medicina psicossomática tem nos mostrado que não podemos nos ater somente na análise de uma área, precisamos estar atentos a sintomas que podem nos dizer algo mais sobre o paciente. Quando tudo está em equilíbrio, o funcionamento e o metabolismo do paciente respondem melhor, inclusive no tocante à suas respostas sexuais.

As queixas sexuais que escutamos nos consultórios não podem ser mais ignoradas "porque não nos diz respeito". Elas podem estar refletindo doenças físicas e podem ser, unicamente, o reflexo de uma doença que ainda não foi diagnosticada.

O despreparo e o receio de adentrar na intimidade do paciente estão bloqueando cada vez mais a aproximação e cumplicidade médico-paciente e uma observação mais próxima também é negada pela pressa e objetividade nas consultas. O médico cumpre sua função de diagnosticar e tratar do mal que está acometendo ao paciente. Se questionado da maneira correta, este paciente se abre e permite que o médico veja fatos que possam contribuir para sua ação profissional.

*Precisamos nos atentar que a sexualidade é tão importante neste cenário, que é reconhecida como parâmetro de qualidade de vida pela OMS (Organização Mundial de Saúde).*

E, hoje, temos a medicina sexual como modelo da modernidade: tratamentos medicamentosos aliados à terapia. Talvez seja a primeira área da Medicina que, por sua natureza, aprendeu aliar as duas linhas de tratamento e pode ensinar muito às outras especialidades. As drogas chamadas pró-sexuais trouxeram um avanço gigantesco na sexualidade, mas não podemos esquecer que o sexo é reflexo das emoções do dia a dia e de momentos de ansiedade, de perdas, etc.

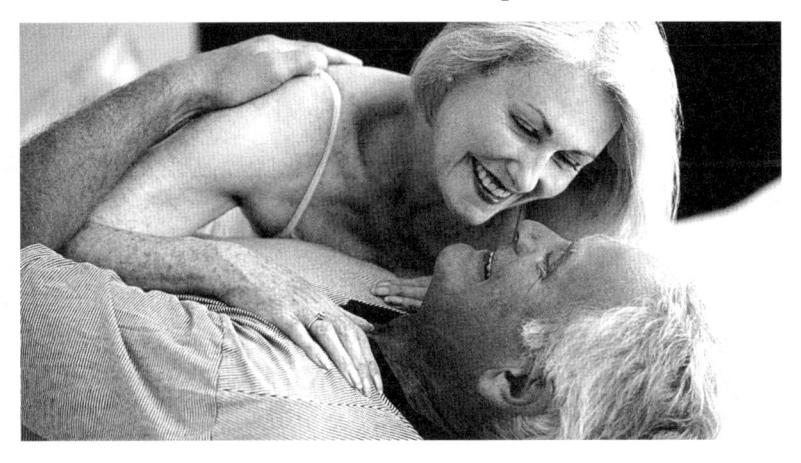

# A Prevenção é o Caminho para a Saúde Sexual!

Dr. Celso Marzano

## A Próstata e a Sexualidade Masculina

O homem com SAÚDE tem muitos desejos e sonhos; O DOENTE só tem um: curar-se!

> *Pouco se fala sobre a próstata, mas todo homem com mais de 40 anos de idade deve saber mais sobre o assunto. As mulheres podem ajudar, preventivamente, alertando seus maridos, pais, familiares e amigos. Muitos homens vinculam o tratamento da próstata com a perda da potência sexual, mas nada tem a ver. A potência sexual está ligada ao hormônio testosterona produzida nos testículos.*

A próstata é uma glândula localizada na saída da bexiga por onde passa a primeira parte da uretra, que é um canal que leva a urina da bexiga para o meio externo. Tem o tamanho de uma noz e pesa cerca de 20 gramas. A próstata contribui para a formação do líquido seminal, que é a maior parte do líquido liberado na ejaculação. Ela nunca dói e pode crescer a partir dos 40 anos e deve ser acompanhada pelo urologista.

*As doenças que acometem a próstata e sua relação com a sexualidade do homem:*

a) PROSTATITE - é uma inflamação provocada por germes; causa dor, ardência, dificuldade para urinar e, às vezes, febre ou pus no canal do pênis. Pode alterar a resposta sexual pelos sintomas da doença, que melhoram assim que tratada a infecção por antibióticos. São disfunções sexuais transitórias.

b) AUMENTO DA PRÓSTATA – Hipertrofia ou Hiperplasia prostática benigna (HPB). Após os 40 anos ela cresce e estreita o canal do pênis e pode causar sintomas de obstrução à urina – uma sensação de não esvaziar completamente a bexiga após o término da micção, uma necessidade frequente de urinar, um jato urinário fraco que obriga a fazer força para começar a urinar, uma necessidade de levantar a noite para urinar, incontinência urinária, etc. É uma doença benigna. ESTE AUMENTO NÃO É CÂNCER! Esta situação exige acompanhamento urológico, que, através de medicamentos, pode muitas vezes evitar o agravamento e até uma intervenção cirúrgica. A HPB não escolhe a quem atacar. Neste caso, a sexualidade e a resposta sexual são normais, não levando a qualquer disfunção sexual. Um alimento que pode ajudar a prevenir a hipertrofia e hiperplasia prostática é o pólen apícola. Recomenda-se uma colher de chá diariamente, pode pulverizá-las nas frutas ou iogurtes. É também um excelente anti-inflamatório natural!

c) CÂNCER DE PRÓSTATA - é um problema muito sério e se trata de um aumento maligno da próstata que pode por em risco a vida do paciente. É o terceiro câncer mais frequente no homem. Pode ser silencioso, sem sintomas e, quando avançado, apresenta além dos sintomas do crescimento do órgão, sangramento na urina e dores ósseas. Pode se espalhar pelo corpo (metástases) por via sanguínea. Neste caso, um dos tratamentos é a hormonioterapia antiandrogênica, e esta leva a uma queda da potência em níveis graves. Outra possibilidade é a cirurgia radical que leva 20% ou mais a graves disfunções eréteis. Portanto, a prevenção é o caminho para a saúde!

Se necessário você deve se orientar quanto ao tratamento, que não é sempre cirúrgico. Há tratamento com medicamentos, sem ter que operar. As alterações sexuais ligadas à próstata são poucas e, geralmente, tem solução. Não vale a pena o risco de se ter um câncer escondido e descobrir tardiamente.

Manter a próstata forte e saudável é um dos segredos de uma vida longa e sexualmente plena. Portanto, em prol da sua felicidade no momento presente e, também, na maturidade: cuide-se e previna-se! Faça um exame médico uma vez ao ano. Seja Mais feliz!

## Os Hábitos e Comportamentos que Devemos Evitar para Garantir uma Sexualidade com Saúde

1 – O Sedentarismo dificulta uma resposta sexual satisfatória, pois reduz a dinâmica da circulação sanguínea nos órgãos vitais. O reflexo físico no aparelho genital se traduz em ereções "flácidas" e com ângulos de ereção abaixo dos 90 graus. O sobrepeso, também, pode reduzir esta resposta. Portanto, manter-se em forma e praticar exercícios físicos regulamente são indispensáveis para a saúde em geral. No entanto, devemos ressaltar que, para obter uma excelente performance sexual, estar em boa forma e saudável é primordial.

2 – O consumo de álcool em excesso é um hábito negativo para a vida sexual podendo afetar os níveis testosterona e, por outro lado, aumentar os níveis de estrogênio (hormônio ligado às características femininas). O aumento nos níveis de estrogênio para os homens pode tornar os traços com características mais femininas como: pele lisa e voz fina podendo, também, haver um aumento das mamas e do abdômen. No caso das cervejas, a ingestão excessiva poderá aumentar a circunferência abdominale ocasionar uma pressão extra na bexiga que afeta a qualidade do desempenho sexual.

3 – Parar de fumar é necessário para quem quer continuar com saúde e vigor sexual. O cigarro e seus similares como charutos, cachimbos, etc., prejudicam a circulação sanguínea e podem provocar deficiência no mecanismo de ereção e até a impotência. Reduzem, também, a qualidade do esperma. Lembre-se que fumar também pode afetar e afastar os parceiros(as) não fumantes devido

ao envelhecimento precoce, mau hálito, dentes escurecidos e aumento da poluição do ambiente. Algumas consequências:

a) Reduz o tamanho e o diâmetro do pênis;

b) Diminui o tempo de ereção e

c) Reduz o potencial orgástico e o prazer da relação.

Procure auxílio profissional se necessário. Salve a sua saúde, enquanto pode fazer isto.

4 – O uso de drogas, mesmo sem muita frequência, pode afetar a vida sexual, pois altera e manipula a libido "desejo", enganando e confundindo o funcionamento do cérebro e seus mecanismos de prazer. Sabemos que hoje, infelizmente, até as drogas consideradas por muitos de "mais leves" como a maconha e o extasy estão sendo misturadas a substâncias desconhecidas e geneticamente modificadas, bem como a outras drogas nocivas que podem induzir à séria dependência física e psicológica. As consequências podem ser imprevisíveis e comprometer os delicados mecanismos cerebrais causando sequelas irreversíveis e ocasionar problemas que afetam a qualidade de vida e conduzem a um rápido declínio no desempenho sexual. Acima de tudo: Ame-se e fique longe de drogas!

5 – Evite ao máximo tudo o que possa prejudicar a saúde como: alimentos processados ou industrializados que, geralmente, são produzidos para durar por muito tempo e, em geral, possuem altos teores de conservantes, corantes artificiais e sódio como: enlatados, envidrados e embutidos (salames, linguiças, presuntos, etc.). Há até mesmo comprovação científica de que, alguns destes alimentos, reduzem a produção de testosterona e a qualidade do esperma. O bacon, por exemplo, é um desses alimentos. Alimentos gordurosos, especialmente que possuam excesso de gorduras saturadas ou a pior de todas: as "trans". Além de elevar o colesterol ruim ocasionam arteriosclerose que dificulta a circulação prejudicando a ereção. Faça escolhas mais saudáveis na sua alimentação e tome mais água durante seu dia e perceba uma rápida melhora na sua performance sexual.

6 – O estresse é a causa mais frequente da diminuição do desejo sexual. Administre com equilíbrio seu dia a dia reservando um tempo para seu descanso e lazer. Em situação de alto estresse no homem o pênis se retrai e fica um pouco murcho. E na mulher um dos primeiros sintomas é a diminuição da libido afetando a disposição para o sexo.

7 – Higiene é indispensável: Tomar um banho antes de fazer amor. Para os homens lavar com cuidado e atenção o prepúcio e, para as mulheres, seus grandes e pequenos lábios vaginais. As pessoas que usam calças muito apertadas ou que não tem transpiração no seu dia a dia como jeans ou lycra podem estar prejudicando a área dos genitais diminuindo a circulação sanguínea e a deficiência de oxigênio. Estes dois fatores mais a umidade natural desta área poderá provocar uma maior proliferação de bactérias e fungos, o que pode ocasionar mau odor e corrimento nas mulheres. Para as mulheres, lavar o genital 2 a 3 vezes ao dia com sabonete com o ph vaginal e, algumas vezes, só com água limpa auxilia e previne problemas. Usar roupas confortáveis, preferentemente de algodão, e dormir sem as roupas intimas é uma ótima ideia.

8 – Previna o mau hálito. Cuide da boca: escove os dentes e use fio dental com frequência, para não desmotivar a(o) parceira (o). Mas, se mesmo com bons hábitos de higiene, o mau hálito permanecer, procure seu dentista, pois ele poderá solucionar o problema facilmente.

9 – Cuidado com relações de riscos! Previna-se, também, de todas as relações sexuais que possam colocar a sua saúde em perigo protegendo especialmente a área genital. Não faça sexo sem preservativos e relações com pessoas promíscuas. Para os homens, as relações com prostitutas, além do risco de doenças sexualmente transmissíveis poderá também, a médio e longo prazo, reduzir o tempo de ereção e habituá-los à ejaculação precoce devido à rapidez deste tipo de relação.

10 – Cuidado com a pornografia virtual! Esta modalidade de passatempo para adultos está afetando milhões de casais no mundo

inteiro. Valorize e dê mais atenção a quem está sempre próximo a você. Muitas pessoas estão substituindo o ato sexual com seu companheiro por sexo virtual, tornando-se, muitas vezes, viciadas. Este hábito pode se tornar prejudicial e afetar a vida sexual devido ao risco de ocasionar séria dependência psicológica e desinteresse pelo sexo com o parceiro.

Para exemplificar, conhecemos um casal que vivencia este problema. O marido é viciado há muitos anos em sexo e pornografia virtual. A jovem esposa desanimada com o abandono constante do companheiro, hoje tem um amante que frequenta a casa do casal com o consentimento do marido. O hábito deste homem, após alguns anos, ocasionou um vício que o transformou em um dependente do sexo virtual. Hoje, infelizmente, ele não consegue mais ter desejo ou potência sexual para satisfazer a própria companheira.

# Saúde e Prevenção: Sua Maior Riqueza!

## Prevenir e tratar os problemas de saúde podem melhorar sua performance sexual

A importância da prevenção na área da saúde e sexualidade faz parte dos antigos conhecimentos orientais. Lembro, sempre, de um proeminente médico da Idade Média: Moises Maimônides "Rambam" que, há mais de 800 anos, escreveu um manual de medicina preventiva, com conselhos sobre dieta, exercícios físicos, higiene e sono. Estes ensinamentos não são apenas um manual para manter a saúde e a sexualidade, mas, segundo o respeitado sábio, as pessoas que adotam estas práticas têm vida mais longa e são mais elevadas espiritualmente. Maimônides afirmava que o corpo é um presente de Deus, portanto, temos o dever de cuidar e mantê-lo saudável!

Assim, podemos concluir que criatividade, desenvoltura e performance sexual diferenciada necessitam de um corpo saudável e flexível que, certamente, levará a uma vida sexual repleta de alegrias. Aqueles que sabem resolver problemas são bem dotados de inteligência; já aqueles que sabem preveni-los são dotados de sabedoria, pois conseguem prevenir a dor e o sofrimento!

## *Obesidade e circunferência abdominal*

A obesidade tem como uma das consequências o aumento da circunferência abdominal. Este fato geralmente ocasionado por maus hábitos alimentares e sedentarismo pode ocasionar problemas circulatórios e cardíacos, além de muitas outras enfermidades que comprometem a qualidade de vida e está relacionado à dificuldade em manter a ereção na relação sexual.

## *Previna a visceroptose*

A visceroptose é muito comum hoje em dia. As características principais deste problema são um abdômen grande e flácido. As vísceras ficam pesadas e inchadas devido ao acúmulo de toxinas e gorduras que se depositam dificultando os movimentos pélvicos e peristálticos.

A visceroptose é provocada por alimentação inadequada e excesso de bebidas alcoólicas destiladas ou fermentadas como a cerveja. A mistura frequente de carnes gordurosas, embutidos, enlatados, frituras, salgadinhos, doces, etc. A ingestão excessiva destes alimentos podem, gradativamente, prejudicar a região do abdômen e, uma das consequências, é afetar o desempenho sexual dificultando o mecanismo de ereção e provocando a redução da libido.

> *As substâncias tóxicas e gorduras depositadas na região do abdômen aumentam o índice de radicais livres, bem como as taxas de colesterol e triglicerídeos, sendo uma das principais causas do envelhecimento precoce e doenças como diabetes e câncer. Para prevenir esse problema é importante uma alimentação adequada, evitando bebidas alcoólicas e o sedentarismo. Procurar um nutricionista pode auxiliar muito.*

## Previna a SPE "Síndrome do Pênis Enterrado"

Esta síndrome, a qual acomete a região do baixo abdômen, é caracterizada por uma camada de gordura que se acumula sobre a região genital afetando o mecanismo de ereção devido à baixa intensidade do fluxo sanguíneo, o que reflete diretamente na capacidade de manter o pênis ereto.

Podemos concluir que o indivíduo obeso poderá ter dificuldade em obter e manter a ereção, devido ao excesso de gordura que compromete a circulação de sangue no corpo inteiro. A circulação sanguínea também fica comprometida no interior do pênis, o qual se não for bem irrigado, acaba perdendo a rigidez e a turgescência. Lembre-se que estar acima do peso também pode dificultar a fluidez na variação das posições e movimentos na performance sexual.

Exemplificando: se uma pessoa não troca com frequência o óleo de seu carro poderá obstruir a dinâmica da refrigeração do veículo, comprometendo a performance e vida útil do mesmo. O excesso de gorduras no organismo pode, de maneira semelhante, prejudicar o seu funcionamento. Alguns sintomas que podem aparecer: cansaço, "panes" nas ereções e outras dificuldades no ato sexual.

> *Previna-se: procure um nutricionista ou médico especialista e mantenha uma dieta saudável e uma atividade física que lhe proporcione prazer, com frequência e disciplina.*

## Previna a hérnia Inguinal

Hérnia é o deslocamento de partes do organismo através de orifícios nas paredes fibrosas (fáscias) que separam diferentes cavidades e camadas no corpo, como: tórax, abdômen ou camadas de gordura e músculo. Pode ser natural ou adquirida e forma uma saliência/protuberância, muitas vezes, visível e dolorosa.

Um abdômen firme e livre de obstruções auxilia na prevenção das hérnias. Uma das maneiras de evitar este problema que afeta, também, a vida sexual são exercícios específicos para a musculatura abdominal que ajudam a prevenir também a queda das vísceras e a flacidez do baixo ventre que prejudica o funcionamento dos órgãos genitais.

## Prevenção da diabetes e das altas taxas de colesterol e triglicérides

Praticar, regularmente, atividades físicas e alimentação equilibrada tem muitos benefícios que poderão nos proteger das altas taxas de açúcar no sangue que aumentam o risco de diabetes.

Prevenir a diabetes e as altas taxas de colesterol ruim e triglicérides no sangue nos permitirá viver mais e melhor. Na questão da sexualidade, estas taxas, se elevadas, podem provocar cansaço e dificuldade de manter a ereção por tempo satisfatório, prejudicando o desempenho sexual.

## Abdômen saudável e respostas sexuais

Um abdômen saudável preserva as funções de sistemas vitais orgânicos e reprodutores. Colabora, também, a obter melhores respostas sexuais, melhorando o ângulo de ereção e rigidez do pênis. Isto ocorre devido ao maior preenchimento de sangue nos corpos cavernosos que se localizam no interior do membro masculino.

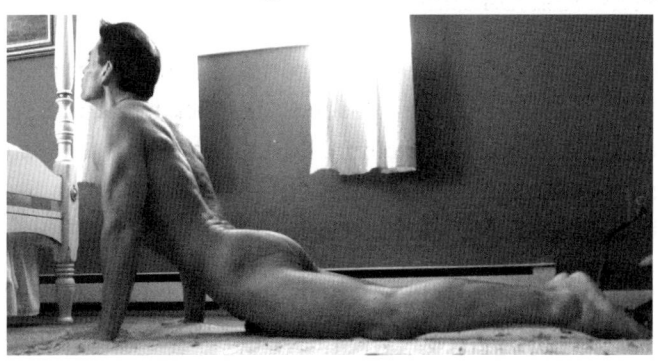

Não esqueça também de exercitar o bumbum com muitos agachamentos. Os músculos glúteos também são muito requisitados na hora do sexo. Mais um bom motivo para ficar em forma com exercícios e dieta adequada.

## Seja Saudável! Economize uma Fortuna e Tenha uma Excelente Vida Sexual

Realizando consultas e exames médicos com regularidade e aumentando os conhecimentos em relação à saúde e sexualidade poderá ser uma verdadeira economia a curto, médio e longo prazo, além de evitar situações difíceis e sofrimento. Experimente fazer as contas...

Evite, também, dirigir alcoolizado para não prejudicar e lesar a si próprio, sua família e aos outros. Devemos lembrar que, a maior parte dos membros e órgãos do organismo, incluindo os sexuais, é de difícil substituição e a integridade física é importante para facilitar a vida e o sexo.

Não podemos esquecer, também, que o excesso de consumismo pode afetar o lado financeiro pessoal e familiar provocando preocupações que refletem na vida sexual. Como sabemos, o excesso de consumo de bens e da maioria dos combustíveis afetam a ecologia do nosso planeta interferindo diretamente na nossa qualidade de vida.

Lembrando que saúde, amor, felicidade e sexualidade, entre outras coisas que não tem preço, porque valem muito, são mais importantes na nossa vida do que ter em excesso: roupas, carros, casas imensas e objetos de todos os tipos, etc. Trocar a quantidade pela qualidade e entender que "menos é mais" pode simplificar e dar mais liberdade! É importante pensar mais profundamente para concluir o que é realmente essencial em nossas vidas...

Sabemos que nem tudo pode ser prevenido em relação à sexualidade, mas é importante praticar medidas simples e eficazes incorporando hábitos saudáveis que são insistentemente recomendados pelos profissionais da área de saúde.

Atualmente, temos mais acesso à informações de qualidade: São livros, cursos e workshops que nos auxiliam a aumentar os conhecimentos e a ter um condicionamento físico direcionado, que visa a uma melhor saúde sexual.

> *As mulheres, em geral, estão mais atentas às medidas preventivas como a realização de consultas e exames periódicos, dentre outros cuidados. Estes são alguns dos motivos que explicam porque, atualmente, elas preservam a saúde e vivem mais; enquanto muitos homens cuidam e entendem mais do seu carro do que deles mesmos. A manutenção do carro também é importante, principalmente, em relação à segurança, mas é necessário que os homens estejam muito mais atentos à própria saúde que é, na realidade, o seu maior tesouro!*

Protejam-se e ampliem os mecanismos de prevenção na sua vida. Fiquem atentos às informações de qualidade relacionadas à saúde e bem-estar que devem ser interiorizadas e praticadas por todos. Multiplique suas Riquezas: Saúde, Felicidade e Excelente Vida Sexual!

# Revitalize sua Sexualidade e Melhore sua Aparência Física

Sabemos que o processo de envelhecimento do ser humano inicia-se, primeiramente, nos órgãos sexuais com a redução dos níveis hormonais. Lembrando que os hormônios sexuais: testosterona no homem e estrogênio na mulher são produzidos nas gônadas que se localizam na área genital. Portanto, deve-se estimular a região pélvica, especialmente, na área genital durante o dia, assim tornando-se um hábito saudável e rejuvenescedor.

# Homem: Melhore seus Níveis Hormonais

Durante o dia, após urinar lave a glande do pênis e o estimule lavando com água morna e água fria no final. Caso obtenha uma ereção, aproveite para massageá-lo calmamente e faça alguns alongamentos em sentido ascendente. Segurando-o com as duas mãos, faça uma rotação com pressão moderada em sentido horário. Este movimento é uma espécie de massagem peniana e reflexológica dos órgãos sexuais proporcionando assim uma vitalidade instantânea.

Para higiene e manutenção da temperatura adequada, evite acúmulos excessivos de pelos. Se preferirem depile completamente. Remova, sistematicamente, qualquer espécie de acúmulo sebáceo para manter a saúde e prevenir o câncer de pênis.

**Primeiro:** Massageie a área genital de preferência com o pênis em ereção e estimule também a região das gônadas "testículos" e com o dedo indicador dê leves "soquinhos" na parte inferior dos testículos. Este exercício objetiva maior circulação sanguínea melhorando os níveis de testosterona, entre outros benefícios. Pratique este exercício de 5 a 8 vezes ao dia.

**Segundo:** Para aumentar a autoestima sexual, e sempre estar estimulando a libido e a testosterona, ande levemente com o nariz empinado, mas sem arrogância, porém com a coluna e cervical ereta. Previna a inclinação cervical, muito comum nos dias de hoje, com o uso constante de aparelhos eletrônicos. Durante o dia, quando estiver andando, faça alguns movimentos iguais aos toureiros espanhóis: eleve a pélvis em sentido ascendente, contraia as nádegas e períneo, encolha a barriga e expanda bem a caixa torácica "estufando" o peito. Observe e note a diferença após incorporar esses exercícios e dicas durante o dia a dia. Estas recomendações diárias podem surpreender. Experimente!

Evite usar calças apertadas que prendam a circulação ou que aumentem a temperatura da região pélvica, tais como jeans, calças e cuecas com tecidos sintéticos. Prefira tecidos com mais ventilação e que proporcionem mais liberdade de movimentos no seu dia a dia. Uma boa ereção depende de uma boa circulação de sangue nos genitais. Para potencializar este exercício pratique os exercícios do livro: Potência Sexual Masculina – Pompoarismo – A Ginástica do Kama Sutra.

## Mulher: Melhore os Níveis Hormonais

Diariamente, a mulher pode exercitar sua musculatura vaginal praticando os exercícios de "Kegel" e contrair os músculos vaginais e períneo por 2 a 3 minutos várias vezes ao dia. Este exercício é imperceptível para as outras pessoas e pode ser realizado em pé ou sentado sem a necessidade de acessórios. Simplesmente contraindo 20 a 30 vezes a região íntima e repetindo o exercício 5 a 8 vezes ao dia. Esta prática aumenta a circulação sanguínea na região urogenital e propicia maior produção de estrógeno (hormônio sexual feminino ligado à saúde e beleza da mulher), além de colaborar para que a praticante tenha melhor potencial orgástico.

Para potencializar os exercícios, pode-se incorporar os exercícios com os acessórios de pompoarismo, tais como os pesinhos e bolinhas tailandesas 2 a 3 vezes por semana. Estes exercícios estão contidos em outros livros de nossa autoria para aumentar o tônus da musculatura interna vaginal e, assim, ativar mais a sensibilidade e o prazer da região ligada ao ponto "G", proporcionando orgasmos mais profundos e intensos. A potência orgástica desenvolvida é um segredo natural para a beleza, saúde e juventude!

## Sua Saúde e sua Vida Sexual: Seu Maior Tesouro!

Saiba que podemos economizar nos mantendo saudáveis e, assim, teremos mais um incentivo para nos cuidar cada vez mais! Estes são alguns investimentos que muitas pessoas fazem preventivamente: planos de saúde, seguros contra acidentes, consultas médicas, exames entre outros. Além dos cuidados diários como: alimentação saudável, atividades físicas, etc. São medidas preventivas importantes que evitam problemas e preocupações financeiras.

Sedentarismo, obesidade, fumo, bebidas alcoólicas em excesso e vida sexual promíscua (expor-se a doenças sexualmente transmissíveis), etc. Estes fatores, isolados ou em conjunto, aumentam muito a probabilidade de precisar de elevados recursos financeiros para tratamentos invasivos, cirurgias, medicamentos, necessidade de enfermeiros e familiares, para auxiliar nos cuidados dos enfermos, além da dor e sofrimento. Outra dificuldade que muitos enfrentam é o atendimento deficiente e sobrecarregado do sistema de saúde pública de muitos países.

*Conquiste o seu maior tesouro: sua saúde!*

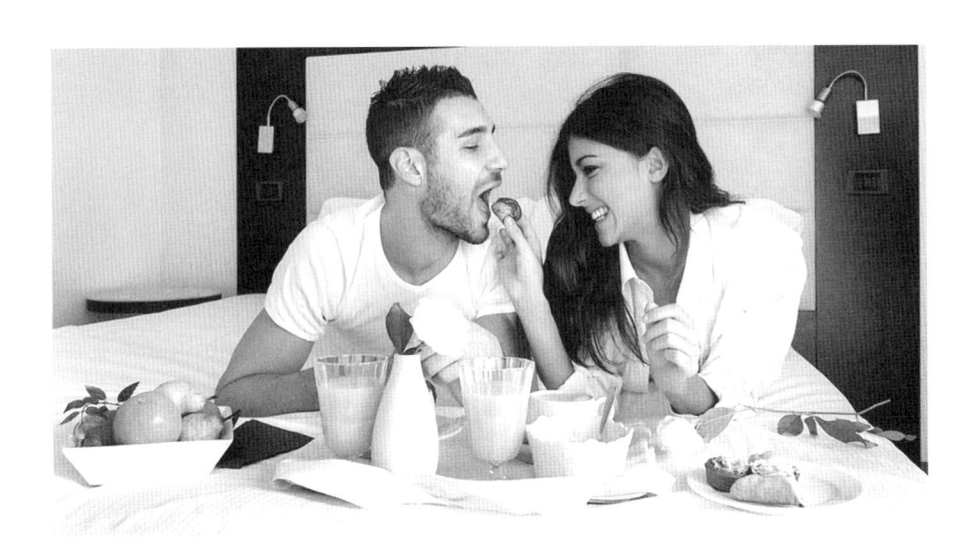

# Parte XII

## Atividades Físicas e Exercícios para Melhorar a Performance Sexual

As atividades físicas, além de promover uma sensação de bem estar e aumento na expectativa de vida, proporcionam outros benefícios:
1 – Auxiliam a emagrecer e reduzem o risco de diabetes.
2 – Diminuem o índice de glicose, triglicérides e LDL (colesterol ruim) e contribuem para diminuir a pressão arterial.
3 – Mantém e aumentam a força muscular e a flexibilidade.

Antes de iniciar qualquer atividade física, consulte um médico especialista para determinar a frequência e a intensidade ideal. Os excessos nas atividades físicas e, também, nas dietas radicais podem ser prejudiciais. No caso de diabetes ou doenças cardíacas o controle deve ser mais atento e supervisionado.

Selecionamos algumas atividades físicas que beneficiam a performance sexual. Escolha a que você mais gosta para manter o prazer e a motivação.

## Ginástica Pélvica

### Exercite a "Power House" para fortalecer os músculos dos genitais

Procure diariamente movimentar e fortalecer a área pélvica. Exercícios direcionados para esta região ativam a irrigação sanguínea proporcionando ereções mais vigorosas no homem e orgasmos mais intensos para o casal. A ginástica pélvica atua, também, no aumento da flexibilidade e, assim, melhora a desenvoltura no ato sexual.

Ao movimentar a pélvis, procure contrair o períneo (conjunto de músculos que fica entre o esfíncter anal e o saco escrotal no homem e na mulher se localiza na mesma posição: entre a abertura vaginal e o esfíncter do ânus). Contraia por várias vezes esta região e faça também movimentos ascendentes procurando puxar e pressionar os músculos da região genital para cima.

Os movimentos parecidos com o flamenco masculino e dos toureiros, em que o homem projeta a pélvis para frente arqueando a coluna e de maneira instintiva exibe sua força e virilidade são ótimos para fortalecer a região da coluna e dos quadris.

Para uma Performance Sexual diferenciada, você pode ativar a chamada "Power House" no ato sexual. Durante a penetração, fortaleça e contraia ao mesmo tempo a região pélvica, abdominal e genital. Estes movimentos podem ser realizados por homens ou mulheres para aumentar a força muscular e potencializar o prazer e o orgasmo.

### *Livre-se das couraças pélvicas e obtenha melhor desempenho nas posições eróticas*

Desenvolva maior consciência corporal e dos seus movimentos com exercícios que permitam eliminar as chamadas "couraças musculares pélvicas", que podem levar a imobilidade desta região dificultando os movimentos para caminhar, dançar e fazer amor.

Joseph Pilates, através da sua genialidade, criou um método com exercícios direcionados à área pélvica denominada por ele de "Power House". O estudioso considerava esta região como essencial para um corpo saudável. Os exercícios de Pilates supervisionados por um profissional habilitado, além de fortalecer inúmeros grupos musculares, são excelentes também para a saúde sexual.

## Pélvis saudável: Maior vitalidade e rejuvenescimento

Imagine que somos uma árvore e possuímos uma raiz que, se bem tratada, irrigada e nutrida terá como consequência o tronco, os galhos e as folhas mais saudáveis. Tudo isto se reflete na aparência e, até mesmo, na longevidade da árvore. Podemos aplicar estes cuidados aos nossos órgãos sexuais que são como as "raízes desta árvore". São eles que mantêm a produção que conduz ao equilíbrio hormonal, promovendo maior jovialidade, longevidade e vitalidade.

*Estimular a circulação da área pélvica, onde se encontram os genitais, com exercícios ou dança, pode ser considerado como uma terapia natural que rejuvenesce o corpo e aumenta o desejo sexual. O estímulo da circulação sanguínea nesta área melhora os níveis de testosterona no homem e estrogênio nas mulheres além de outros hormônios. Há, também, uma maior liberação de neurotransmissores no cérebro relacionados ao prazer e bem-estar.*

# Dinâmicas Tântricas

## Desenvolva a Consciência Corporal para Entrar no Caminho do Êxtase

A ginástica tântrica estimula a chamada energia "Kundalini", ativando a energia vital e sexual. As dinâmicas podem ser praticadas com facilidade nos intervalos do seu trabalho ou momentos de relaxamento em suas viagens. Os exercícios tântricos estimulam a circulação e a oxigenação sanguínea e aumentam a libido.

### Uma das dinâmicas mais simples:

Relaxe... Solte o corpo... Se preferir, coloque música para aumentar a motivação. Comece soltando a cabeça suavemente. A seguir, solte o tronco, depois os braços e os quadris e assim por diante. Na sequência, abaixe a cabeça, solte os movimentos e relaxe os músculos da coluna.

Para aumentar a energia kundalini, coloque a música da sua preferência e inicie com movimentos soltos, acompanhando o ritmo com prazer e liberdade. A seguir, abaixe-se flexionando os joelhos e desenhe ondas com o seu corpo para trás e para frente até subir e repita o movimento algumas vezes. Depois, abaixe novamente e ondule o corpo de um lado para o outro, enquanto sobe sentindo a energia subir pelo seu corpo. Esta dinâmica é muito conhecida pelos casais tântricos que a utilizam como entretenimento lúdico para aumentar a energia, o desejo sexual e ampliar a sensação de êxtase.

No tantra, as dinâmicas são naturais e realizadas sempre com prazer e alegria libertando as emoções e movimentos que estão bloqueados ou reprimidos na maioria das pessoas. Soltar o corpo e a voz, sem reprimir as expressões, são uma verdadeira terapia para potencializar o orgasmo e liberar mais intensamente o tesão do casal. Os resultados são excelentes. Vale a pena tentar... Existem também muitas outras meditações dinâmicas, incluindo exercícios e danças tântricas com o objetivo de aumentar a força vital e facilitar o caminho para o êxtase.

## Dança Tântrica

Uma das danças tântricas mais conhecidas é a dança de "Shiva". Coloque uma música estimulante e tente se equilibrar com uma só perna. Apoie o pé esquerdo no chão e flexione o joelho. Comece levantando a perna direita e dance por alguns minutos e depois firme o pé direito no chão e levante o esquerdo, continue alternando os movimentos. Mantenha-se no ritmo da música. Fique o máximo de tempo possível apoiado somente em um dos pés. Depois, amplie os movimentos dos pés e pernas enquanto balança a pélvis de um lado para o outro. Esta dança aumenta o equilíbrio e fortalece os músculos das pernas, coxas e quadris, assim melhorando a flexibilidade dos movimentos pélvicos.

As danças tântricas são excepcionais para dar desenvoltura no ato sexual. Habitue-se a praticar esta dança com frequência e observe os resultados! Pode ser usada, também, como uma dinâmica lúdica para o casal.

## Pompoarismo na Dança

### *Dança sensual para ter uma pélvis flexível e fortalecer os músculos que usamos para fazer amor:*

a) Coloque a música da sua preferência. Procure manter a coluna ereta e acompanhar o ritmo. Comece a soltar os quadris movimentando a pélvis de um lado para o outro e depois balance de trás para frente alternadamente.

b) Na sequência, faça movimentos circulares. Primeiro, desenhe um grande círculo com os quadris em sentido horário e, a seguir, no sentido anti-horário. Repita várias vezes. No início, lentamente. Depois, com mais rapidez e vigor.

c) Finalize com movimentos elípticos. Junte os pés e abaixe flexionando os joelhos. Comece a desenhar círculos pequenos com a pélvis e depois vá subindo com círculos maiores em um movimento em espiral. Repita algumas vezes. Crie, também, outros movimentos aleatórios com os quadris.

Se conseguir, pressione os músculos da região genital, algumas vezes, enquanto dança. Uma vez por semana, no caso das mulheres, estes exercícios poderão ser realizados com pequenos cones no interior vaginal para potencializar os resultados.

Esta dança sensual, aliada ao pompoarismo, se praticada com frequência, colabora para melhorar a consciência corporal e proporcionar maior harmonia e sincronicidade nos movimentos e posições eróticas.

O ideal é realizar os exercícios por 3 a 5 minutos cada um, de 2 a 3 vezes ao dia. Faça com prazer e alegria! Ensine para o seu parceiro para se tornar uma atividade lúdica. Divulgue para seus/suas amigos(as) estes exercícios saudáveis. Aproveite a flexibilidade e a desenvoltura adquirida por sua pélvis na sua próxima performance sexual e surpreenda seu amado.

### *A importância de Fortalecer a Musculatura Genital para se obter mais Saúde e Beleza:*

O pompoarismo é muito conhecido por incluir a ginástica sexual que desenvolve os músculos usados para fazer amor. Fortalecer a musculatura da área genital, além de intensificar o prazer, atua na prevenção da incontinência urinária e dos prolapsos do útero e bexiga. Muitos casos de incontinência urinária na mulher são resolvidos com a disciplina nos exercícios de "Kegel" (contrações vaginais) e o uso de "pesinhos" (cones para ginástica íntima).

Dançar contraindo e movimentando os genitais (com ou sem os acessórios de pompoar) ativam a circulação sanguínea da região pélvica, auxiliando a melhorar os níveis hormonais de estrogênio nas mulheres e testosterona nos homens, prevenindo o envelhecimento precoce. Por este motivo, o pompoarismo pode ser considerado um tratamento natural de beleza e rejuvenescimento. Convide seu parceiro para esta dança sensual e "aproveite" os resultados!

## Yoga para a Saúde e Sexualidade

Sabemos que a yoga e os seus conhecimentos milenares, sua filosofia comportamental e os efeitos benéficos de seus exercícios mantém seus praticantes longe do stress e depressão. Os resultados, também, são excepcionais em relação à sexualidade devido a vários fatores como o estímulo da circulação e o aumento dos níveis hormonais. A yoga tonifica diversos grupos musculares e, assim, seus praticantes possuem mais flexibilidade e facilidade nas variações das posições sexuais. A prática frequente das "asanas" (posições da yoga) amplia a consciência corporal e melhora a desenvoltura no ato sexual.

A yoga pode nos auxiliar com conhecimentos mais aprofundados sobre a dinâmica dos movimentos corporais que se tornam cada vez mais elegantes e sincronizados na performance sexual.

## Um exercício para potencializar o orgasmo

Existe um exercício da Índia antiga denominado "krya" muito praticado nas aulas de yoga. Entre os inúmeros benefícios, melhora a respiração, fortalece a musculatura abdominal, previne a queda de vísceras, restaura a vitalidade e potencializa o orgasmo.

De pé, afaste as pernas. Os pés devem estar bem fixados no chão e os joelhos flexionados. Então, apoie as mãos na região das virilhas apontando os dedos para a região interna das coxas. Respire lentamente, inspirando profundamente. Depois, expire o ar esvaziando totalmente o abdômen. Neste momento, concentre-se e comece a contrair o abdômen para dentro em sentido ascendente: Comece com 5 a 10 contrações e, depois, siga em frente aumentando a intensidade e o número de contrações gradativamente.

Pratique diariamente. No começo, exige esforço e concentração, mas, com o tempo e a prática, observará que os resultados são surpreendentes: o abdômen adquire mais força e se movimenta cada vez com mais facilidade e, então, você poderá avançar aumentando a série de movimentos. Este exercício auxilia a todos aqueles que querem um abdômen firme e atraente.

Estabeleça metas de alguns minutos por dia nos intervalos das suas atividades. Depois de passar muito tempo sentado lendo ou trabalhando experimente e observe que esta técnica restaura rapidamente a energia trazendo mais concentração e disposição. A prática frequente traz benefícios para a performance sexual. Este exercício é um dos mais eficazes para fortalecer os músculos dos genitais e aumentar o potencial orgástico.

## Ginástica Sexual Natural

### Fortaleça os músculos que usamos para fazer amor

Inspirada nas posições e movimentos dos indígenas brasileiros e divulgados pelo médico e escritor Dr. Moysés Parciornik (médico ginecologista e obstetra). Durante suas pesquisas e consultas com as mulheres da tribo "Caingangue".

Dr. Moysés observou que as mulheres indígenas no seu dia a dia fazem com muita facilidade e frequência movimentos como agachar, alongar, caminhar e sentam de cócoras para comer e descansar. Estes "exercícios naturais" aumentam a força muscular e a flexibilidade de todo o corpo, melhorando os movimentos das pernas, coluna e quadris.

Um dos maiores benefícios é para a região do assoalho pélvico. Estes exercícios são muito importantes para os músculos internos vaginais nas mulheres e para os músculos ligados a ereção nos homens. Nossos ancestrais e, também povos de muitas culturas, especialmente os orientais, não possuem cadeiras em suas habitações e isto pode ser uma vantagem do ponto de vista da saúde sexual.

São exercícios que podem ser praticados em qualquer lugar sem a necessidade de aparelhos: Consiste basicamente em três movimentos:

1) Agachar-se sempre que puder. As comodidades da vida moderna estão fazendo as pessoas perderem, gradativamente, os movimentos de agachar e acocorar que, na sua simplicidade, são essenciais para dar força e flexibilidade aos joelhos e a pélvis. Lembre-se, também, que são mecanismos muito usados na hora do sexo.

2) Quando você ficar muito tempo sentado: levante-se e alongue a coluna (incline suavemente a cabeça e os braços para trás, ao

mesmo tempo em que relaxa e respira lenta e profundamente). Este simples exercício, praticado com frequência, melhora a postura e pode torná-lo mais elegante e atraente.

3) Caminhar e manter-se em atividade constante evitando o sedentarismo. Muitas pessoas passam muito tempo sentadas trabalhando, estudando ou dirigindo. Devido a isto, a circulação sanguínea diminui e os músculos enfraquecem. Os genitais ficam relaxados e tendem a ficar estagnados e flácidos. Evite ficar muito tempo sentado. Faça pequenas atividades na sua casa ou escritório durante o dia com mais frequência como: cuidar de um pequeno jardim, arrumar você mesmo as suas coisas, cozinhar, etc. Realizar esta "ginástica natural" pode ajudar muito na sua saúde e desempenho sexual.

Lembre-se que todos os músculos precisam de exercícios constantes para não ficar flácidos ou atrofiados!

Uma boa sugestão é sentar-se de cócoras sempre que puder como nossos ancestrais evitando ficar sentado somente em cadeiras. Esta posição é excelente para exercitar a musculatura do assoalho pélvico com os exercícios de "Kegel" (contrações do períneo) já descritos para melhorar os músculos da região genital.

Dr. Moysés observou que a musculatura interna vaginal das indígenas é muito mais firme do que a das mulheres que sentam somente em cadeiras. Sentar-se de cócoras e procurar fazer os exercícios de "Kegel", contraindo a vagina nesta posição, faz com que os músculos da região dos genitais se mantenham mais saudáveis. Alguns benefícios:

- Facilitam o parto melhorando a flexibilidade da musculatura.

- Auxiliam a recuperação dos tecidos e da musculatura vaginal evitando prolapsos de útero e bexiga.

- Intensificam os orgasmos femininos, devido à vagina se tornar mais apertada, melhorando a estimulação das áreas erógenas internas como o Ponto "G" e os "anéis" vaginais. Os exercícios aumentam a sensibilidade ao prazer e melhoramo contato e a fricção com o membro masculino no ato sexual.

Para os homens, passar mais de uma hora sentado na cadeira ou sofá pode ser prejudicial porque diminui a circulação sanguínea que é necessária ao mecanismo de ereção. Melhore seu desempenho sexual e amplie posições sexuais lembrando sempre de alongar-se, agachar e sentar-se de cócoras várias vezes ao dia. Durante estes movimentos, contraia sempre a região genital, a qual ficará cada vez mais fortalecida.

# Tai Chi Chuan

## Exercícios que Melhoram a Força e Flexibilidade no Sexo

Esta prática milenar foi criada pelos chineses para melhorar a saúde, pois busca harmonizar as energias yin (feminina) e yang (masculina). É fácil relacionar esta prática a inúmeros benefícios para o sexo como dar força e flexibilidade aos movimentos dos membros superiores e inferiores. Pode-se observar, também, o aumento da concentração e da percepção sensorial dos mais variados elementos da natureza que nos remetem às mais diferentes sensações e prazeres sutis.

Coloque uma música estilo "New Age" ou sons da natureza como rios, florestas, fontes, etc., de acordo com o seu desejo. Fique em pé e movimente a cabeça, suavemente, de um lado para o outro procurando relaxar. Respire profundamente, com os pés afastados a uma distância de dois palmos entre as pernas. Vá girando os quadris. Concentre-se na pélvis movimentando-a em forma de círculos, lentamente, em sentido ascendente. Depois, varie as formas dos movimentos soltando os quadris e depois as pernas e os braços com criatividade. No caso dos homens, eles também podem reproduzir os movimentos que fazem nas estocadas durante o ato sexual e direcionar seu quadril com movimentos ascendentes simulando estocadas, alternando movimentos suaves e outros mais vigorosos.

Para potencializar os benefícios desta técnica, massageie vigorosamente com as mãos e dê pequenos "soquinhos" na região inferior do seu dorso na altura da lombar e dos rins. Isto permite energizar os rins e potenciar a energia sexual.

# Lutas Marciais

## A Prática do Muay Thay e o Desempenho Sexual

Os movimentos e técnicas do Muay Thay, arte marcial originária da Tailândia, pode ser um exemplo dos benefícios que as lutas marciais proporcionam para melhorar o condicionamento e a performance sexual.

São muito diversificadas e interessantes as técnicas de arte erótica das mulheres tailandesas. Algumas possuem talento e domínio notável nestas técnicas. Outras, adquirem treinando o corpo e a musculatura vaginal por muitos anos. São famosos os shows incríveis em que exibem suas exóticas habilidades.

O livro Emmanuelle da escritora Emmanuelle Arsan inspirou o filme "Emmanuelle" – com a atriz Silvia Kristel, no papel de protagonista, realizado na década de 1970. O livro é muitíssimo agradável e o filme é considerado por muitos um "clássico" do erotismo. Existe uma cena de "pompoarismo" no filme que nos fazem imaginar se a bela "Emmanuelle" possuía estes diferenciais que faziam dela uma amante espetacular.

São conhecidas as proezas eróticas das mulheres tailandesas, mas pouco se fala da destreza e força sexual dos homens que praticam o Muay Thay. Os praticantes das artes marciais como Kung

Fu, Karatê, Jiu Jitsu, Judô e capoeira, etc... Desenvolvem grande flexibilidade e um forte ímpeto que é chamado de "pegada do tigre". O treinamento das artes marciais é um poderoso aliado na performance sexual, facilitando a troca das posições, promovendo maior fluidez nos movimentos e potencializando as estocadas masculinas devido ao aumento da força dos quadris.

Frequentar uma academia é uma ótima opção para manter-se em forma, mas, se possível, pratique também uma luta marcial para melhorar a flexibilidade e a desenvoltura.

Devemos, também, cuidar com o excesso de exercícios na academia. Algumas pessoas chegam a ficar com o corpo rígido e começam a andar e a se movimentar com dificuldades. A falta de mobilidade e flexibilidade poderá afetar na hora do sexo. O equilíbrio é essencial em praticamente tudo na vida!

> *Os exercícios praticados nas artes marciais como o Muay Thay, Kung Fu, Judô, Jiu Jitsu, Aikidô entre outras e, também, a prática da capoeira de origem afro brasileira, facilitam a fluidez e maior resistência na performance sexual. São excelentes para manter a concentração mental e a disciplina entre muitos outros benefícios.*

### *Selecionamos alguns exercícios fáceis de executar:*

Relaxar para melhorar a flexibilidade:

a) Comece soltando a cabeça, os ombros e os braços balançando de um lado para o outro, proporcionando assim uma automassagem que relaxa a região da cabeça e do tronco. Na sequência, movimente os ombros de um lado para o outro e para cima e para baixo como se estivesse dançando. Vá impulsionando com mais vigor – procurando colocar mais força nos movimentos e, depois, alterne com movimentos mais relaxantes. Outra variação é movimentar o peito para os lados e, também, para baixo e para cima com movimentos rítmicos.

b) Movimento da serpente: Ondule o corpo com movimentos de baixo para cima, de um lado para o outro e de trás para frente, alternadamente, procurando soltar os movimentos que são semelhantes aos de uma serpente. Este exercício auxilia a soltar e manter os músculos mais flexíveis que ativam o fluxo energético.

## Atitude dos Homens e Mulheres que Desenvolvem Melhor Performance Sexual

É aquele que torce por si mesmo! Faça algo semelhante aos torcedores fanáticos: No campo da sexualidade, torça por você e por seu companheiro! Se você realmente acha que sexo é importante na sua vida, faça a melhor escolha: opte por ter mais saúde e qualidade de vida.

Saia da sua poltrona e comece a caminhar, treinar, dançar, etc., para melhorar o seu condicionamento físico. Dedique um tempo para aprimorar-se e manter-se em forma para desfrutar mais do seu relacionamento. Você também vai perceber uma melhora notável na sua performance sexual. Convide e motive seu parceiro para a prática de atividades físicas. Tenha uma vida mais feliz! Seja um campeão de saúde... Tenha certeza. Vale a pena!

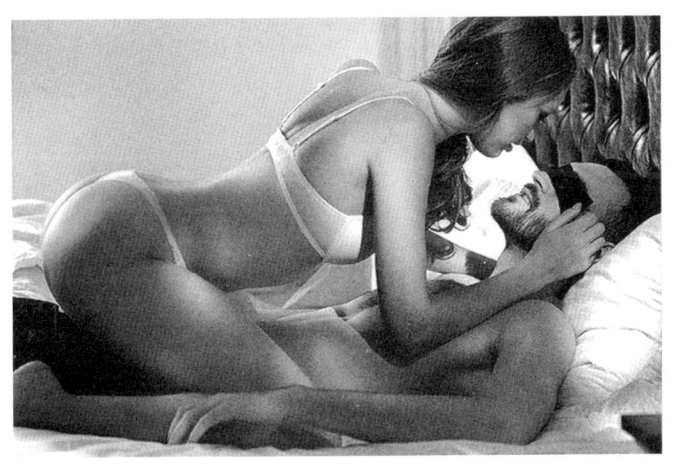

# Apêndice

## 20 Benefícios do Sexo – Dr. Fábio Cardoso

Especialistas e cientistas no mundo inteiro estão descobrindo, cada vez mais, os benefícios que o sexo com saúde e equilíbrio proporciona. A todos eles, nossa gratidão e respeito ao importante trabalho que desenvolvem.

O ato sexual, além de prazeroso, também gera muitos benefícios à saúde como nos explica a seguir Dr. Fábio Cardoso – especialista em Medicina preventiva, longevidade e antienvelhecimento.

A melhora da qualidade de vida, a redução do risco de doenças cardíacas e a diminuição das chances de desenvolver câncer de próstata são apenas alguns dos benefícios oferecidos pela prática de sexo – é o que apontam diversas pesquisas realizadas sobre o assunto em diversos lugares do mundo.

A atividade sexual pode ser considerada como um excelente exercício físico, pois melhora a saúde como um suplemento natural, revitaliza o corpo, alivia o stress, excita e aguça a mente, e ainda contribui na prevenção de muitas doenças.

O assunto não é novidade nem mesmo nos meios acadêmicos. Em 1975, a Organização Mundial de Saúde publicou um trabalho sobre esta matéria "Education and Treatment in Human Sexuality: The Training of Health Professionals", onde defendiam que a saúde sexual era um dos aspectos mais importantes e positivos do ser humano, devendo a sexologia ser encarada como disciplina autônoma. Felizmente, a partir desta data, os estudos nesta área têm vindo a desenvolver-se sem preconceitos ou tabus.

Da mesma época, um estudo realizado nos EUA correlacionou a frequência de atividade sexual das pessoas à taxa de mortalidade geral e por várias causas. Descobriram que ter uma vida sexual ativa, e frequente, faz você viver mais e melhor! Viver por mais tempo e com mais humor!

Outra pesquisa realizada pela Durex Global Sex Survey, por exemplo, mostrou que o sexo melhora o humor para 63% dos homens e 72% das mulheres.

## *Os benefícios:*

**1º – Fazer sexo pode ser tão eficaz para eliminar calorias quanto a corrida**

De acordo com uma pesquisa da Universidade de Quebec, no Canadá, uma hora de atividade entre quatro paredes queima quase a mesma quantidade de calorias que 30 minutos de corrida na esteira. O estudo constatou que homens gastam 120 calorias em meia hora de sexo, enquanto as mulheres eliminam 90.

**2º – Protege o coração (vida sexual ativa reduz o risco de doença cardíaca)**

Uma boa vida sexual faz bem ao coração. Além de ser uma ótima maneira de aumentar a frequência cardíaca, o sexo ajuda a manter o estrogênio e os níveis de testosterona em equilíbrio. Quando tais hormônios estão em baixa, há mais riscos de ocorrer osteoporose e doenças cardíacas.

Muitos ainda pensam que uma sessão de "sexo quente" pode aumentar o risco de derrames nas pessoas mais velhas, mas isto raramente é o caso, segundo pesquisadores na Inglaterra. O estudo, publicado no "Journal of Epidemiology and Community Health", mostrou que não há relação entre os dois. Eles comprovaram, também, que manter relações uma ou das vezes por semana pode diminuir o risco de infartos pela metade na população acima dos 60 anos.

### 3º – Relações sexuais aumentam a imunidade

Pesquisadores da Universidade Wilkes, da Pensilvânia, descobriram que estudantes universitários que mantiveram relações sexuais uma ou duas vezes por semana tinham níveis mais elevados do anticorpo que protege contra germes, vírus e outros invasores, em comparação aos estudantes que fizeram sexo com menos frequência. Uma vida sexual ativa aumenta os níveis de um anticorpo conhecido como IgA, que protege o corpo de infecções como as gripes e os resfriados.

### 4º – Reduz o risco de câncer de próstata

Sexo com frequência 2 a 3 vezes por semana, principalmente nos homens mais jovens, pode proteger e reduzir o risco de câncer por um terço após os 50 anos. O estudo foi publicado no "Journal of the American Medical Association". Outra pesquisa do Instituto Nacional do Câncer, dos Estados Unidos, mostrou que ter, em média, 21 ejaculações mensais reduzem em até 33% os riscos de câncer de próstata.

### 5º – Sexo ajuda a dormir melhor

Você pode cochilar mais rapidamente após o sexo e por boas razões. De acordo com a psiquiatra Sheenie Ambardar, em West Hollywood, na Califórnia, após o orgasmo, o hormônio prolactina é liberado. Ele é o responsável pelas sensações de relaxamento e sonolência. Outra pesquisa divulgada recentemente apontou que 17% das mulheres britânicas disseram que dormem por mais tempo e mais profundamente depois de terem feito sexo. O estudo foi encomendado pelo Sanctuary Spa e publicado no Daily Mail.

### 6º – Orgasmo reduz dores e incômodos

Antes de tomar um analgésico quando sentimos dor, que tal substituir por um prazeroso orgasmo (com a vantagem de não ter contraindicação...)? Segundo o médico Barry R. Komisaruk, professor da Universidade Estadual de Nova Jersey, chegar ao clímax pode bloquear a dor. O médico afirma que a estimulação vaginal pode acabar com as dores nas costas e nas pernas, além de reduzir cólicas menstruais, sintomas da artrite e dor de cabeça.

**7° – Sexo reduz o risco à diabetes**

O sexo pode reduzir o risco da diabetes tipo 2, por melhorar a ação da insulina, segundo um estudo da Journal of the American Medical Association. O desempenho sexual deficiente pode indicar problemas de saúde: A disfunção erétil, por exemplo, talvez seja sinal de problemas circulatórios ou de coração.

**8° – Sexo melhora a aparência e reduz o risco de morte prematura**

De acordo com o British Medical Journal, homens que chegam ao orgasmo, frequentemente, têm 50% menos chances de morte prematura. Pesquisas mostram que fazer sexo com frequência adequada, e qualidade, deixa as pessoas com aparência mais jovem, podendo parecer até 10 anos mais novos.

**9° – Vida sexual ativa reduz a depressão**

Orgasmo faz bem para o corpo e para a mente. Segundo o professor de Psicologia – James Coan, da Universidade da Virgínia em Charlottesville, a prática do sexo libera os hormônios ocitocina e endorfina, que colaboram para a diminuição da depressão.

**10° – Fazer sexo combate a dor de cabeça**

Estudo publicado no Cephalalgia, jornal da Sociedade Internacional de Cefaleia, constatou que mais da metade dos participantes que sofriam de enxaqueca e tiveram relações sexuais experimentaram uma melhora nos sintomas, enquanto 20% ficaram completamente curados.

**11° – Fazer sexo melhora a libido**

Fazer mais sexo aumenta os estímulos sensoriais e tem o poder de aumentar a libido. Segundo Lauren Streicher, professora-clínica de obstetrícia e ginecologia na Feinberg School da Northwestern

University of Medicine, em Chicago. Para as mulheres, o sexo aumenta o desejo e a lubrificação vaginal.

**12º – Sexo alivia o estresse e traz bem-estar**

Níveis elevados de cortisol, o hormônio do estresse, podem levar a diversos problemas de saúde, como altas taxas de açúcar no sangue e ganho de peso. É importante saber que as endorfinas liberadas durante o ato auxiliam a aliviar a tensão. Para a psiquiatra Sheenie Ambardar, em West Hollywood, Califórnia, estar perto de seu parceiro pode aliviar o estresse e a ansiedade nos trazendo bem-estar e mais tranquilidade.

**13º – Sexo torna as pessoas mais inteligentes e melhora a memória**

Segundo uma pesquisa da Universidade de Maryland, nos Estados Unidos, o sexo pode tornar a pessoa mais inteligente e melhorar a memória de longo prazo. Um estudo em ratos de meia-idade constatou que eles fabricaram mais células cerebrais no hipocampo, onde as memórias de longo prazo são produzidas, após o acasalamento. Os cientistas também ligaram a atividade sexual frequente, com o aumento da capacidade intelectual.

**14º – Sexo frequente aumenta a satisfação conjugal**

Sexo frequente pode ajudar as pessoas nervosas e também as que têm propensão a experimentar emoções negativas a mudar de humor, se preocupar ou se irritar menos. A equipe da Universidade do Tennesse acompanhou 72 casais recém-casados ao longo dos primeiros quatro anos de união. A atividade sexual constante mostrou ser capaz de acabar com o déficit de felicidade. Segundo os pesquisadores, algumas pes-soas encontram no sexo a capacidade de manter a satisfação no seu dia a dia.

**15º – Aumenta a intimidade no relacionamento**

Pesquisadores da Universidade de Pittsburgh mostraram que os casais que têm mais contato físico são também os mais felizes. O motivo é a ocitocina, também conhecido como o hormônio do amor, que aumenta a empatia e a generosidade.

**16º – Fortalece os músculos com sexo**

A performance sexual pode ser considerada como uma boa sessão de treinamento de força e flexibilidade. Quando fazemos amor, usamos muitos grupos musculares do nosso corpo. A prática destes "exercícios" pode ser divertida e prazerosa. Mas "assim como nas academias, os exercícios devem ter regularidade para maximizar os benefícios", de acordo com o médico Joseph J. Pinzone, diretor médico do instituto médico Amai Wellness, nos Estados Unidos.

**17º – Fortalece os músculos pélvicos**

Mais um benefício importante do sexo é que ele pode evitar a incontinência urinária que é, infelizmente, um problema muito comum hoje em dia. Devemos salientar que os exercícios de ginástica específicos para área pélvica e períneo também auxiliam a prevenir problemas na região genital.

**18º – Sexo é bom para a autoestima**

Uma das melhores razões para a prática do sexo é aumento da autoestima. De acordo com uma pesquisa da Universidade do Texas, os participantes deste estudo relataram que a relação sexual com o parceiro faz com que elas se sintam melhores com elas mesmas e com suas formas físicas.

Podemos concluir que o sexo com qualidade tem muitos benefícios e, também, é uma das mais eficazes medidas preventivas para nossa saúde. Pode ser considerado um recurso excelente. Um verdadeiro "medicamento" natural, eficaz... E muito prazeroso.

**19º – Sexo aumenta a longevidade**

Mulheres que gostam de sexo vivem mais do que aquelas que não o fazem. De acordo com o médico Michael Roizen, especialista em Medicina Preventiva na Cleveland Clinic, o sexo tem o poder de fazer as mulheres se sentirem de dois a oito anos mais jovens. Os homens podem conseguir o mesmo efeito experimentando de 150 a 350 orgasmos por ano.

**20º – Sexo traz mais juventude e felicidade**

Se você anda de mau humor e não sabe como melhorá-lo, a solução é simples: ao acordar, continue na cama e pratique sexo matinal. O ato deixa a pessoa feliz ao longo do dia. Fazer sexo regularmente auxilia a melhorar os níveis hormonais fazendo as pessoas se sentirem de 10 a 15 anos mais jovens relatam os médicos especialistas.

Agradecemos ao Dr. Fabio Cardozo por divulgar seus importantes conhecimentos.

# Acessórios Eróticos

## Como turbinar sua performance com os "sexy toys"

Muitos casais incorporam acessórios eróticos para apimentar a performance sexual. A maioria deles tem vibrações variáveis que ativam a circulação sanguínea e estimulam as terminações nervosas na região dos genitais, produzindo maior variedade de sensações erógenas.

Muitos "sexytoys" são usados para dar mais diversão às preliminares e jogos eróticos. Alguns podem ser usados ao mesmo tempo pelo casal até durante a penetração, ampliando e intensificando o prazer.

**Anéis penianos simples ou vibratórios:** São anéis de material flexível que podem ser colocados antes da relação na base do pênis para aumentar a rigidez do membro e aumentar o tempo de ereção. Os modelos atuais, geralmente, são vibratórios sendo ótimos para estimular a vulva.

Os imperadores na Antiguidade já usavam esses anéis considerados na época verdadeiras joias para usar no sexo, porém, na realidade, consistiam de simples artefatos de origem animal. Hoje, estes anéis vibratórios de silicone macio são pequenas joias secretas com valor acessível para diferenciar aquela "transa muito especial".

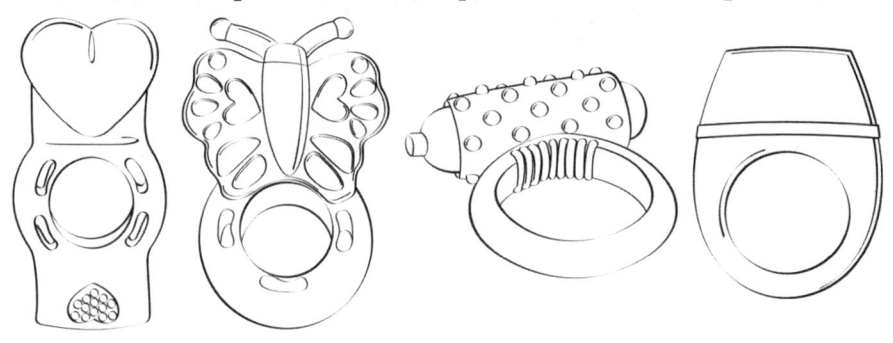

**Anel vibratório para língua com cápsula:** Este acessório usado para sexo oral pode ser adaptado na língua. Ele possui uma cápsula vibratória na sua extremidade que pode ser usada para estimular a vulva, os grandes e pequenos lábios e, especialmente, a região do clitóris.

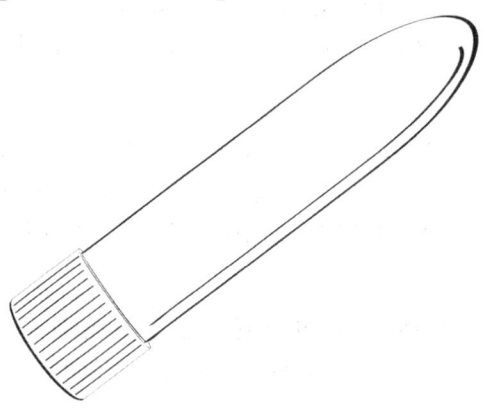

**Batom ou Bastão Vibratório:** São pequenos e delicados, apropriados para o prazer feminino por serem discretos. São facilmente transportados nas bolsas. Possuem vibração e podem ser encontrados em várias cores e formatos. São usados nas relações para estimular diversas áreas erógenas, especialmente, as mais delicadas como os pequenos lábios vaginais e o clitóris.

**Estimuladores de Ponto "G":** Estes vibradores têm formato curvo de material resistente e macio, a ponta arredondada é introduzida na vagina com a ponta arredondada para cima e, assim, estimulando o ponto de "Graffenberg", tornando esta região mais sensível ao prazer e potencializando o orgasmo feminino.

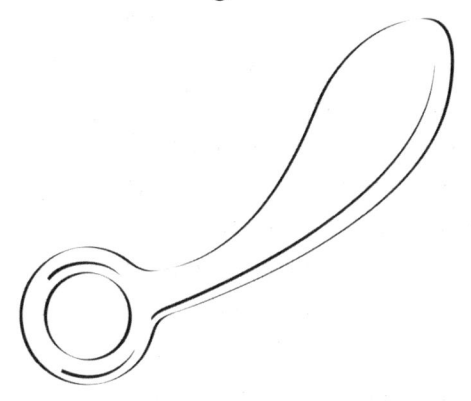

**Bullets:** Possuem em geral forma de óvulos. São usados para estimular o interior da vagina com vários tipos de vibração. Hoje existem os bullets com controle remoto externo e são usados em jogos sensuais e brincadeiras eróticas dos casais. O homem pode ficar com o controle e mudar as vibrações, enquanto a parceira experimenta diferentes sensações.

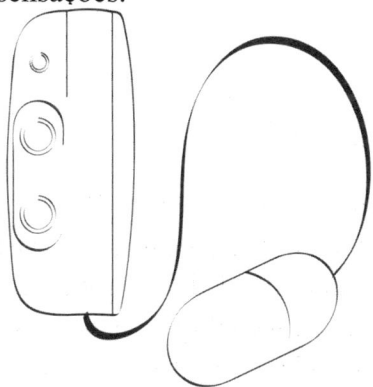

**Butterfly:** É um brinquedo erótico em forma de borboleta, que possui uma região com vibração que pode ser posicionada na região da vulva e se usa adaptado na região dos quadris femininos.

**Calcinhas Vibratórias:** Possuem um controle remoto que permite alternâncias de movimentos e velocidades e algumas podem ser acionadas à distância. Uma lingerie diferente para estimular as fantasias, que pode ser usada num jantar ou para dançar e que, além de tudo, passa a ser um prelúdio divertido.

**Rabbit:** Muito conhecido, consiste em um vibrador capaz de estimular o clitóris e o interior vaginal ao mesmo tempo. Existem de muitas formas, tamanhos e cores. Possuem movimentos rotativos e vibratórios em diversas velocidades. Podem ser um divertimento para um casal apimentar o sexo. Também pode ser usado pela mulher quando está sozinha para estimular intensamente a circulação da região genital e, assim, proporcionar diferentes sensações de prazer. Excelente para aumentar o potencial orgástico e, também, para aumentar o desejo de fazer sexo com o parceiro, pois aumenta a sensibilidade ao prazer e fortalece a musculatura vaginal.

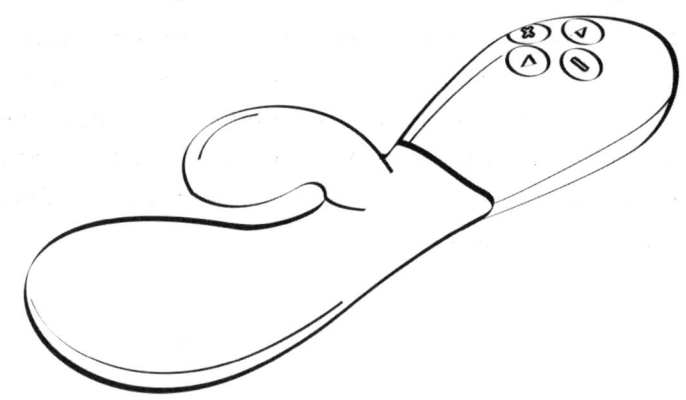

**Personal:** Estes vibradores são os mais fáceis de serem encontrados nos sexy-shops. Geralmente, possuem formato fálico em estilo bastão com a ponta arredondada. Existem de diferentes tamanhos, cores e com diferentes tecnologias. Podem ser usados na estimulação feminina ativando a circulação e sensibilizando ao prazer a região da vulva e do interior vaginal, desenvolvendo o potencial orgástico. No caso do homem, pode-se fazer massagem na parte inferior pênis para estimular e aumentar o tempo de ereção. Estes vibradores podem ser usados para complementar a massagem nas áreas erógenas do casal como interior das coxas, virilhas, costas, etc. Em algumas posições sexuais o casal poderá colocar este tipo de vibrador sobre os genitais produzindo mais prazer. Como exemplo: na posição de yab-yum, ou na posição em que a mulher fica de quatro, enquanto o homem a penetra por trás, pode-se utilizar um vibrador para estimular o clitóris.

**We Vibe**: um "sexy toy" para casais de alta tecnologia. É um acessório de textura agradável sendo que uma das extremidades é introduzida na vagina, enquanto a outra se posiciona acima do pênis. Pode estimular, ao mesmo tempo, as áreas erógenas femininas e masculinas durante a penetração, mantendo a estimulação em variadas posições.

## *Saiba utilizar os "sexytoys"*

1 – Mantenha seus acessórios sempre limpos, lavando com sabonete líquido antibacteriano antes e depois do uso. Enxague e seque com um papel toalha bem limpa. Coloque em local higiênico, seguro e separado uns dos outros. E sempre use os acessórios com cuidado e delicadeza para não machucar o seu parceiro durante a estimulação.

2 – Os lubrificantes para usar com o sexy toys devem ser à base de água para não danificar a superfície. Uma opção é usar preservativos para os acessórios mais difíceis de limpar, facilitando a higiene.

3 – Os acessórios usados para estimular a região vaginal devem ser separados daqueles que são usados na área interna do ânus ou nas proximidades para que não haja contaminação da mucosa vaginal. Não compartilhe seus acessórios com outras pessoas além do seu parceiro.

> *Imagine novas atmosferas eróticas e a liberdade de experimentar novas formas de amar seu parceiro. Amplie sua criatividade e seja mais aberto a novas sensações. Seu relacionamento pode se tornar mais divertido com novas experiências.*

## Acessórios para dar aquele clima

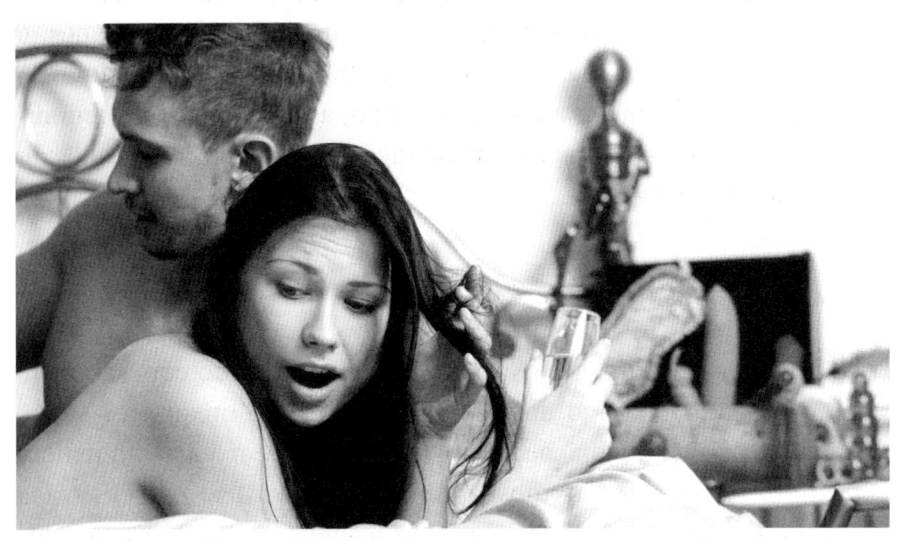

Existem hoje muitas opções de velas de todos os formatos, aromas e cores. As velas ajudam a criar uma atmosfera sexy, ou romântica. Dependendo da escolha dos aromas e do "design", são um verdadeiro convite para o amor. Mas é importante lembrar-se de colocá-las em local seguro, longe de vocês e afastadas de tecidos e almofadas, etc.

A luz suave das velas favorece, especialmente, os tons da pele e podem fazer efeitos luminosos com espelhos, criando um ambiente de sedução. Imagine corpos nus, champanhe, cortinas coloridas, tapetes, almofadas, tudo para produzir um cenário de prazer erótico!

Você pode encontrar nos sex-shops e boutiques sensuais velas aromatizadas com fragrâncias afrodisíacas próprias para serem usadas durante um strip-tease, uma massagem sensual ou simplesmente para fazer amor... Dentre as mais conhecidas e usadas, pode-se citar o almíscar, baunilha (vanilla), sândalo, ylang ylan, chocolate, pêssego (peach), maçã (apple), morango com champanhe, que são mais adocicados e outros aromas afrodisíacos.

Além dessas, existem velas especiais beijáveis e hidratantes, encontradas em diversos aromas e sabores. As gotas derretidas das velas beijáveis podem ser usadas sobre a pele sem queimar e são, obviamente, usadas para beijar enquanto se faz a massagem sensual. As velas hidratantes são usadas somente para hidratar e auxiliar a deslizar as mãos durante a massagem, não devem ser lambidas. Você poderá usar estas velas especiais após o seu strip-tease, ou para brincadeiras e massagens eróticas.

O "design", ou formato das velas, vai depender do tipo de brincadeira. Há quem prefira uma decoração temática mais íntima e glamourosa, ou algo mais picante para sua noite de amor. Para isso você encontrará velas em formato de coração, rosas, bocas, frutas.. Todas ficam muito lindas em volta da banheira, pequenos luxos, mas com grande resultado! Uma noite... para lembrar para sempre!

## *Incensos*

Usados desde a Antiguidade não somente para aromatizar o ambiente, mas também propiciam um clima mais romântico ou mais sensual, dependendo da escolha, a fim de levar o casal a diferentes sensações.

Para criar um clima romântico use incenso de rosas vermelhas, orquídeas, jasmim, bem como algumas fragrâncias de plantas amazônicas. Para erotizar o ambiente, use os incensos com aromas sensuais como Kama Sutra, baunilha, sândalo, musk, almíscar, morango com champanhe, chocolate com pimenta, etc.

## Spray Aromatizador

Para perfumar seu ambiente e os lençóis com aromas deliciosos e afrodisíacos você poderá usar essência de morango com champanhe, Kama Sutra, sândalo, dentre outras.

## Pétalas de Rosas

Hoje existem nos sex shops pétalas de rosa perfumadas que vêm em caixinhas. São bem práticas para decorar o ambiente, a fim de deixá-lo mais romântico e sensual. O bom é que a decoração pode ser feita com antecedência.

# Fetiches para strip-tease

Torne ainda mais excitantes e criativas suas performances com acessórios sensuais que você pode encontrar, com facilidade e diversidade, em um passeio estimulante pelo seu sex shop ou boutique sensual preferidos.

É importante que os parceiros estejam de acordo com tudo o que fazem na cama para que possam usar a imaginação, as fantasias e demais acessórios como complementos para se chegar a níveis maiores e mais sofisticados de satisfação.

## Algemas

Muito utilizadas no strip-tease e nas fantasias sensuais para deixar o homem atado a uma cadeira ou cama. É lógico que é só uma brincadeira, mas você pode prendê-lo enquanto fala para ele: "Amor, se você se soltar desta algeminha, eu não termino este strip-tease para você. Fique bem quietinho em seu lugar e assista tudo, bem comportado". Ele vai adorar!

Existem as algemas de pelúcia bem fofinhas de diversas cores e as algemas de metal, para uso em fantasias com mais fetiches. As novidade é o bondage, um kit que vem com 4 amarras para atar simultaneamente os pés e as mãos, muito utilizado nas massagens sensuais e certos "jogos mais picantes".

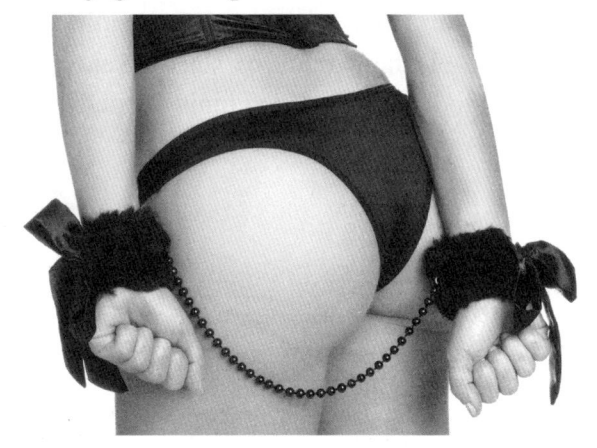

## *Vendas*

Existem as vendas de pelúcia e as de couro, um artigo indispensável para a mulher sensual. Na hora do strip ela serve para que o homem não veja os preparativos. Por exemplo, você quer fazer uma surpresa e esconder a sua nova lingerie, e também, enquanto você liga o som para dançar para ele. Seu amado ficará ainda mais curioso e excitado enquanto espera.

As vendas são usadas na hora de fazer amor para estimular outras sensações como o tato, a audição, o olfato e até o paladar. Podem ser usadas nas massagens sensuais e nas preliminares.

## *Máscaras e Chibatas*

As máscaras são acessórios muito usados nas fantasias sensuais mais glamorosas. São itens muitos antigos e nos remetem aos bailes antigos europeus onde as pessoas mascaradas mantinham a identidade preservada. Isso contribuía para aumentar o mistério sobre elas, além de fazer aflorar uma sensação misteriosa de flerte com alguém desconhecido. Use as máscaras para provocar um maior fascínio erótico.

As chibatas são objetos de puro fetiche e complementam muito bem as fantasias das poderosas e dominadoras. Você pode praticar essa brincadeira de forma divertida – faça o seu homem render-se ao seu poder de sedução. Uma loucura! Nesta noite especial, você tomará as decisões e ele fará todos os seus desejos. Ele vai adorar obedecê-la... E, com toda certeza ficará mais excitado do que nunca!

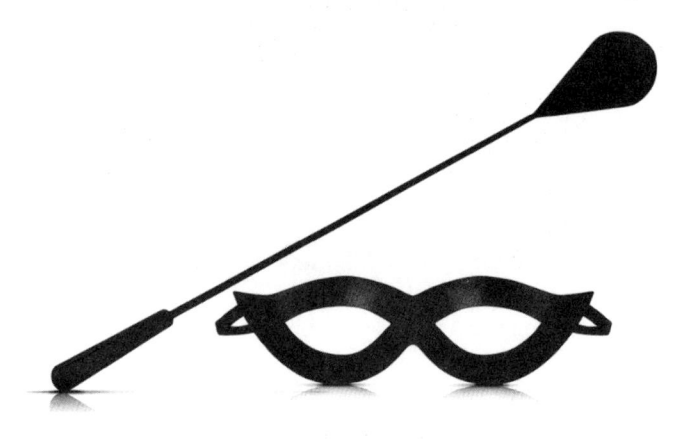

## Divirta-se com os sex toys

### *Dadinhos para strip-tease*

São dadinhos com posições do Kama Sutra que você poderá jogar depois da sua performance sensual e antes de fazer amor. Muito divertidos, estes dados têm frases como: Tire uma peça de roupa, tire duas peças de roupa, tire tudo, etc. Existem alguns que indicam os locais onde vocês poderão fazer amor após o strip-tease como no chuveiro, no sofá ou no chão e assim por diante.

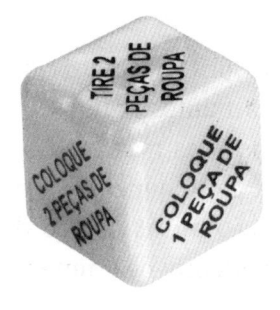

## Baralhos do amor

Não muito diferentes dos dadinhos, contém uma série de ordens retiradas por sorteio. Podem ser para a execução de um strip propriamente dito, ou ações referentes às preliminares antes do ato sexual, ou ainda uma variedade de posições.

Você poderá encontrar baralhos eróticos muito interessantes que você poderá jogar junto com o seu parceiro, estimulando, assim, suas fantasias sensuais.

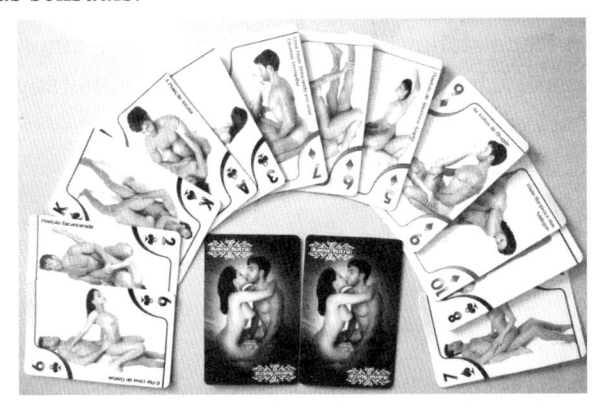

## Raspadinhas

A criatividade dos brasileiros é um dos nossos pontos mais fortes. A prova disso são as raspadinhas do amor, uma versão sexy, parecida com os dadinhos ou o baralho, todavia, no formato de cartõezinhos. São usados para estimular as fantasias dos casais com mensagens surpresa que você só descobre raspando o cartãozinho. Existem várias opções no mercado, como o do Beijo, o do Kama Sutra e o do Strip-tease, muito interessantes e divertidos.

## Cartões sensuais

São cartões semelhantes aos comemorativos, mas que preparam e provocam tanto o homem, quanto a mulher, para uma atmosfera mais sensual, criando um estímulo antecipado que pode durar dias, na expectativa de uma transa maravilhosa.

## Canetas eróticas

Que tal fazer uma fantasia sensual desenhando com canetas de vários sabores que são beijáveis e comestíveis? Faça desenhos com formatos de coração, ou frases quentes, e deixe seu amor lamber! Ele vai ficar enlouquecido e nunca mais vai esquecer esta gostosa fantasia. Experimente!

## Calcinhas comestíveis

Prepare uma deliciosa surpresa para o seu amor usando uma calcinha comestível encontradas nos sabores de morango, chocolate, etc. Torne a noite de vocês inesquecível.

# Cosméticos eróticos para seduzir

## Perfumes

Muitas mulheres me perguntam o que podem fazer para liberar mais feromônios, que são aromas naturais exalados pelo próprio corpo feminino, substâncias estas que atraem o sexo oposto. A mulher, quando esta excitada, libera esses feromônios e, além disso, vários fatores podem colaborar, tais como: alimentação saudável, atividades físicas, sexualidade saudável, enfim, tudo o que auxilia a manter a libido feminina. A prática do pompoarismo intensifica o desejo sexual da mulher, auxiliando também na liberação de feromônios. Muitas de nossas alunas me relataram, com entusiasmo, suas experiências neste sentido. Pratique e comprove você mesma. Não obstante a existência dos feromônios, os perfumes também são importantes para projetar ainda mais seu cheiro sensual. Existem perfumes maravilhosos e, com certeza, você deve ter os seus preferidos, mas, o que usar antes de um strip-tease? Os mais sexys! Claro! Os perfumes devem acentuar a sensualidade do seu cheiro natural. Sugiro que você use aromas almiscarados, amadeirados, com essência de vanilla (baunilha), etc.

### Glitters Corporais

São produtos para dar brilho ao corpo. Possuem vários sabores, tais como morango e cereja. Ao serem aplicados com uma suave massagem, deixam um brilho intenso no seu corpo, fazendo você virar uma estrela para o seu amor.

### Óleos sensuais

Antes de fazer o strip, ou fantasia sensual, passe no seu corpo um óleo sensual que, além de hidratar a sua pele, vai dar um brilho todo especial, bem como, perfumar. Procure algum óleo que tenha um aroma sensual como morango com champanhe, amarula ou pitanga. Escolha o da sua preferência, ou deixe-o escolher para você.

### Géis Sensuais

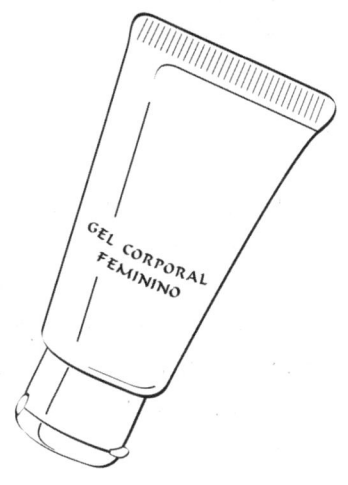

Podemos encontrar diferentes opções de cosméticos sensuais para você turbinar a sua performance em sex-shop ou lojas. Existem brilhos para passar em cima do batom, os géis do beijo que provocam diferentes sensações como os "hot", para aquecer e os "ice", que causam sensação refrescante. Também existem muitos outros sabores como os de morango, cereja, os de menta, os geladinhos, por exemplo, que realçam e dão um efeito mais sensual nos lábios, assim como um gostinho diferente no seu beijo. É gostoso e divertido! Na hora que vocês se beijarem terão diferentes sensações.

## Body splash

São colônias refrescantes que podem ser usadas no corpo para aumentar o poder dos seus feromônios, tornando o seu corpo ainda mais perfumado e sedutor.

## Mousses corporais

São hidratantes em forma de creme que vêm em embalagens sofisticadas, com aromas agradáveis como chocolate e morango, proporcionando uma pele macia e luminosa, para você fazer o maior sucesso com o seu strip-tease. Deixe-o louco com a sua pele deliciosa.

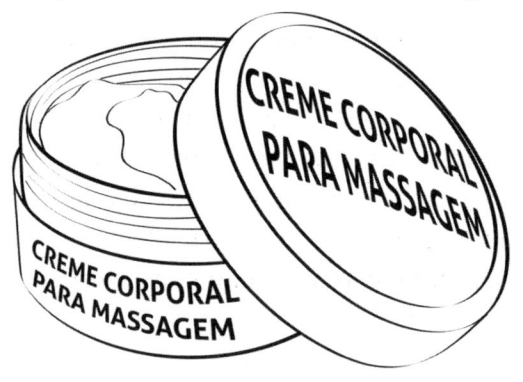

## Loções para o corpo

Existem loções maravilhosas para passar no corpo para que você fique irresistível. São loções hidratantes perfumadas, as quais podem ser usadas também para fazer massagem sensual. Adoro loções que dão um brilho suave no corpo. Experimente passar no seu para brilhar como uma estrela. Fica lindo! São detalhes que ajudam a dar mais glamour ao seu show particular.

# Bibliografia

ANDRADE, José Hermógenes de. Autoperfeição com Hatha Yoga: um clássico sobre saúde e qualidade de vida. 44. ed. Rio de Janeiro: Nova Era, 2005.

BLUE, Violet. Tout savoir sur le cunnilingus. Milly-la-Forêt: Tabou, 2005.

CHIA, Mantak; NORTH, Kris Deva. Os Segredos sexuais do shiatsu: jogos taoístas para a vida amorosa. São Paulo: Cultrix, 2008.

CHIA, Mantak; WEI, W. U.Reflexologia Sexual:o tao do amor e do sexo. Um guia para os que se amam. Tradução de MerleScoss. 5. ed.São Paulo: Cultrix, 2008.

FERRARA, Guilhermo. El arte del tantra: la energía divina del sexo y del amor. 11. ed. Ciudad de México: Oceano Ambar, 2007.

HILL, Napoleon. Quem Pensa Enriquece. São Paulo: Fundamento Educacional, 2011.

HOOPER, Anne. Kama Sutra: técnicas clássicas para os amantes de hoje. Tradução de Maria Clara de B. W. Fernandes. Rio de Janeiro: Ediouro, 2000.

JUNG, C. G. O Segredo da Flor de Ouro: um livro de vida chinês. 14.ed. Petrópolis: Vozes, 2012.

_____. Presente e Futuro. 7.ed. Petrópolis: Vozes, 2012.

_____. Sincronicidade. 17. ed. Petrópolis: Vozes, 2011.

_____. A Energia Psíquica. 13. ed. Petrópolis: Vozes, 2012.

KADOSH, Carlos. Potência Sexual Masculina - Pompoarismo - A Ginástica do Kama Sutra. 3. ed. Curitiba: Eden, 2013.

KADOSH, Carlos; IMAGUIRE, Celine. Pompoarismo - O Caminho do Prazer: saúde, sexualidade e qualidade de vida para homens, mulheres e casais. 42. ed. Curitiba: Eden, 2013.

LEGMAN, G. O Beijo Mais Íntimo. 2. ed. Rio de Janeiro: Record, 1969.

MASPERO, Henri. Le taoïsm: essais. Édition posthume. Paris: Éditions Gallimard, 1971.

PACHECO, Paulo. A Arte da Borboleta Sexual: bicolingua bicoleta. São Paulo: Empório do Livro, 2005.

RUSSELL, Bertrand. A Conquista da Felicidade. São Paulo: Companhia Editora Nacional, 1956.

SHEN, Zaihong. Sexo que Cura: el poder delYin yel Yang. Aprovechala energia sexual para obtener salud, longevidad y placer. São Paulo: Alamah, 2002.

VAN GULIK, Robert. La vie sexuelle dans la Chine ancienne. Traduit de l'anglais par Louis Évrard. Paris, Gallimard, 1971.

YUDELOVE, Eric Steven. Como Melhorar a Saúde, a Atividade Sexual e ter Vida Longa em 100 dias. São Paulo: Érica, 1999.